AF462268

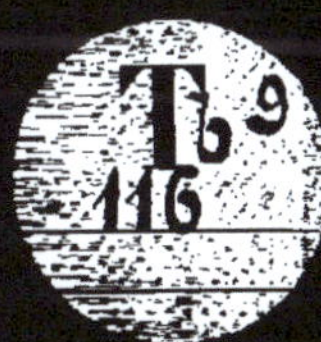
Tb 9
116

DE LA

TRANSSUDATION DES LIQUIDES

A TRAVERS LES MEMBRANES SÉREUSES

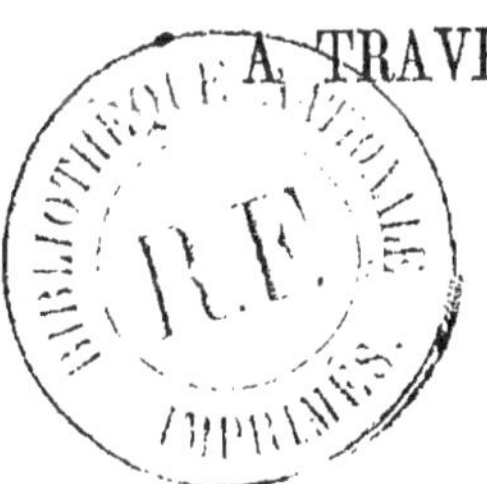

PAR

Laurent AMODRU,

Docteur en médecine de la Faculté de Paris,
Ancien interne en médecine et en chirurgie des hôpitaux de Paris,
Ancien préparateur du cours d'anatomie chirurgicale de l'amphithéâtre des hôpitaux de Paris.

PARIS
P. ASSELIN ET Cie LIBRAIRES-ÉDITEURS
PLACE DE L'ÉCOLE DE MÉDECINE

1879

DE

LA TRANSSUDATION DES LIQUIDES

A

TRAVERS LES MEMBRANES SÉREUSES

AVANT-PROPOS

Le sujet que j'ai entrepris de traiter pouvait être abordé de deux côtés différents. J'aurais pu ne m'occuper que du phénomène physique de la transsudation des liquides à travers les membranes séreuses. Il m'était également permis de n'envisager que le côté physiologique de la question. J'ai préféré la traiter à ces deux points de vue, bien persuadé que ces deux ordres de phénomènes, les phénomènes physiques et les phénomènes physiologiques, constituent, les uns pour les autres, un complément d'études indispensable. La matière animale, soustraite à l'exercice des fonctions qui caractérisent la vie, obéit à des lois différentes de celles qui régissent la matière vivante. Me cantonner dans l'étude physique du phénomène de la transsudation c'était m'obliger à laisser de côté toutes les applications pathologiques et cliniques que ce sujet comporte.

J'ai d'abord fait un certain nombre de recherches pour savoir ce qui avait été dit ou écrit sur cette matière. Je n'ai pas tardé à m'apercevoir que si les phenomènes de l'osmose et de la transsudation avaient été étudiés sur un grand nombre de membranes organiques, celluleuses, musculaires ou muqueuses, les auteurs ne disaient rien ou presque rien au sujet des membranes séreuses. C'est alors que j'ai institué un certain nombre d'expériences dans le but de combler cette lacune regrettable. Les résultats auxquels je suis parvenu sont concluants sur certains points ; ils sont moins affirmatifs sur d'autres.

Je crois pouvoir établir d'une façon incontestable que les lois physiques de l'imbibition, de l'osmose et de la diffusion qui régissent les diaphragmes organiques sont également applicables aux membranes séreuses soustraites aux conditions de la vie. Pour ce qui concerne la transsudation ou si l'on veut la filtration molécule à molécule des liquides à travers les membranes séreuses encore vivantes, j'ai des résultats moins complets à fournir. Ainsi, tandis que je suis arrivé à me convaincre que la transsudation, qui n'existe pas pour les articulations en général, s'accomplit très-bien à travers le cul-de-sac sous-tricipital du genou, je n'ai pas pu me former une idée absolument nette sur ce qui se passe à cet égard dans les séreuses splanchniques. Les expériences que j'avais entreprises pour résoudre cette dernière partie de la question sont restées trop contradictoires pour que je puisse en donner maintenant les résultats. Je les ferai connaître ultérieurement quand j'aurai obtenu des conclusions plus précises. Pour le moment, je suppléerai à ce qui me manque concernant l'étude de la transsudation à travers les séreuses viscérales vivantes par des recherches pathologiques et histologiques qui me permettront de ne pas laisser dans l'oubli cette partie de mon sujet.

L'articulation du genou m'ayant fourni des résultats opposés à ceux que j'avais obtenus pour les autres séreuses articulaires, j'ai dû faire, sur le mode de développement du système séreux de cette grande articulation, une digression qu'on voudra bien me pardonner, à cause de l'intérêt tout particulier, je pourrais dire tout plein d'actualité qui se rattache à cette question.

CHAPITRE PREMIER

DE LA TRANSSUDATION DES LIQUIDES A TRAVERS LES MEMBRANES SÉREUSES, ENVISAGÉE COMME PHÉNOMÈNE PHYSIQUE.

Aussi longtemps qu'un organisme jouit de l'exercice des fonctions qui distinguent l'être vivant des corps inorganiques, on voit s'y produire une pénétration et une exhalation incessante de matériaux. Ce mouvement continu qui s'accomplit entre les choses du dedans et celles du dehors représente une des conditions fondamentales de la vie. Aussi n'a-t-il besoin, pour se produire, d'aucun appareil spécial. L'être organisé qui n'est formé que d'une cellule absorbe par toute l'étendue de sa surface, pourvu qu'il soit placé dans des conditions favorables. Celui dont l'organisation est plus élevée possède des vaisseaux qui remplissent cette fonction. Mais ce serait une erreur de croire que la pénétration et l'exhalation des liquides ont toujours besoin pour s'accomplir de l'intervention du système vasculaire. Ces importants phénomènes se passent dans les éléments anatomiques, et ils peuvent même s'accomplir, quand ces éléments sont privés de vie.

Les auteurs qui ont étudié la pénétration des liquides à travers la trame organique ont fait, sur le mode de cette pénétration, diverses théories que l'on peut ranger sous trois chefs principaux : l'*imbibition*, l'*osmose* et la *diffusion*. Ils ont cherché à appuyer ces théories sur des expériences physiques faites avec des membranes organiques diverses. Nous allons passer successivement ces théories en revue, en montrant qu'elles sont applicables aux membranes séreuses comme aux autres membranes de l'économie. Mais, parmi les expériences que nous aurons à citer, nous nous contenterons de choisir celles qui ont été faites avec des membranes organiques mortes, laissant de côté celles qui ont été tentées sur des membranes organiques vivantes, car le rôle joué par l'absorption, chez ces dernières, change la nature du phénomène et en rend l'interprétation très-complexe.

§ 1. — *De l'imbibition.*

Basée sur la force de la capillarité et de l'affinité chimique, la théorie de l'imbibition a été soutenue par Lebkuchner, Magendie (1), Fodera (2), etc.

(1) Mémoire sur le mécanisme de l'absorption, Journ. de physiol. expériment., t. I, p. 10 et suiv.

(2) Rech. expérim. sur l'absorption et l'exhalation. Paris, 1824.

Lebkuchner fit, le premier, des expériences dans le but de prouver la perméabilité des tissus organiques. Expérimentant sur des lambeaux de peau, il vit cette membrane se laisser imbiber et pénétrer par des liquides de différente nature, tels que les solutions d'acétate de plomb, de prussiate de potasse, de sulfate de cuivre, etc.

Les membranes muqueuses sont également perméables aux liquides. On peut s'en convaincre à l'aide d'une expérience fort simple. Si, prenant une anse d'intestin sur un chien ou sur un lapin qu'on vient de tuer, on introduit dans sa cavité une dissolution de prussiate de potasse et si, quelques minutes après, on dépose sur la surface péritonéale de cette anse quelques gouttes d'une solution de perchlorure de fer, on voit aussitôt se produire la teinte bleue qui caractérise le mélange des deux sels. L'expérience inverse peut être faite et elle donne un résultat identique, Le prussiate de potasse étant déposé à la surface péritonéale de l'intestin, et le perchlorure de fer étant versé un instant après sur sa surface muqueuse on voit se produire la même coloration.

Ces faits, et beaucoup d'autres qu'il nous serait facile de rapporter, suffisent à montrer que les membranes cutanées, vasculaires et muqueuses sont susceptibles de se laisser traverser par les liquides. L'épithélium qui les recouvre est pénétré par ces liquides aussi bien que par la trame organique qui le supporte. De plus, il est utile de noter que la pénétration a lieu, quelle que soit la surface intérieure ou extérieure de la membrane qui se présente la première. Cette remarque offre un grand intérêt. Elle nous servira plus tard à établir que la transsudation des liquides du dehors au dedans, à travers la séreuse sous-tricipitale du genou, n'est pas un fait particulier, puisqu'on le retrouve pour d'autres membranes animales.

Mais avant d'aller plus loin nous devons établir que les phénomènes d'imbibition que nous venons d'attribuer à la peau et aux muqueuses se rencontrent aussi dans les membranes séreuses.

L'expérience que j'ai citée plus haut en est déjà une preuve évidente. En effet, la paroi intestinale comprenant à la fois, outre les tuniques celluleuse et musculeuse, une tunique séreuse et une tunique muqueuse, la pénétration des liquides s'est faite à la fois à travers ces deux dernières, de telle sorte que l'on peut rapporter à la tunique séreuse ce que nous avons attribué à la muqueuse intestinale.

Cette expérience n'est pas la seule qui ait été faite. La suivante due à Fodera est devenue classique. Ce physiologiste éminent ayant injecté dans une des cavités pleurales d'un lapin une solution de prussiate de potasse et dans le péritoine une solution d'un sel de fer, vit apparaître, au bout de trois quarts d'heure, une magnifique coloration bleue sur le diaphragme, le médiastin et sur la tunique séreuse de l'estomac.

Lebkuchner a également cherché à établir la perméabilité des membranes organiques par les liquides. Ayant introduit une solution de sulfate de fer dans la cavité péritonéale d'un chat, il vit après quelques minutes la coloration bleue apparaître par le contact du prussiate de potasse déposé à la surface externe de la séreuse abdominale. Ayant injecté une dissolution de prussiate de potasse dans la plèvre droite d'un lapin, il retrouva ce sel au bout de quelques minutes, sur la plèvre gauche du même animal.

Tous ces faits et d'autres encore prouvera ent que les membranes organiques, quelle que soit leur texture, se laissent pénétrer par les liquides en vertu d'un phénomène purement physique, l'imbibition.

L'intérêt particulier que des discussions récentes ont attaché à la pénétration des liquides à travers les séreuses articulaires nous a engagé à expérimenter sur la séreuse articulaire du genou. C'est d'ailleurs la seule qui par ses dimensions relativement considérables se prête à des recherches de cette nature.

Nous y avons joint deux expériences sur la plèvre pariétale. Voici les résultats auxquels nous sommes parvenus. Ces expériences, comme les précédentes, sont des expériences *post mortem*.

Expérience I. — Une solution de prussiate de potasse est injectée dans le genou d'un chien. Cinq minutes après on obtient par le contact du perchlorure de fer sur la surface externe de la séreuse articulaire la coloration bleue qui caractérise la réaction de ces deux sels. Le perchlorure de fer étant déposé sur les tissus périarticulaires, assez loin de la séreuse, sur l'aponévrose qui enveloppe le genou en lui formant une sorte de manchon ligamenteux on voit également se produire la même coloration bleue caractéristique.

Exp. II. — Cette même solution de prussiate de potasse est injectée à 3 centimètres environ au-dessus de la rotule sur un chien (cette distance représente à peu près la limite supérieure du cul-de-sac synovial du genou chez cet animal). Au bout de quinze minutes l'articulation est ouverte, et on obtient par le contact du perchlorure de fer sur la surface interne de la séreuse la coloration bleue obtenue précédemment.

Exp. III. — Sur le chien qui a servi à l'expérience précédente, on fait sur le côté gauche du thorax, dans le septième espace intercostal en avant une incision qui intéresse d'abord la peau, puis les muscles intercostaux jusqu'à la plèvre qu'on a soin de respecter. On dépose en ce point une certaine quantité d'une solution de sulfate de fer.

Un quart d'heure après la cavité thoracique a été ouverte. La portion de la paroi qui correspond à l'expérience a été détachée, et la surface interne de la plèvre s'est colorée en bleu au contact du ferrocyanure de potassium.

Exp. IV. — Cette expérience est l'inverse de celle qui précède. On a enlevé une partie de la paroi droite du thorax comprenant la moitié antérieure des sixième et septième espaces intercostaux : le perchlorure de fer a été déposé sur la surface interne de la plèvre et au bout d'un instant on a vu la coloration bleue se produire à la surface externe de la séreuse au contact d'une dissolution de prussiate de potasse.

Ce n'est pas ici le lieu de passer en revue les raisons qui ont été successivement invoquées pour faire accepter ou rejeter la théorie de l'imbibition dans le mécanisme de l'absorption des liquides à travers les tissus de l'organisme. Notre but était de montrer que si l'imbibition existe pour la peau et les muqueuses, elle existe aussi pour les séreuses viscérales et articulaires. Les expériences que nous avons empruntées à plusieurs physiologistes, celles non moin concluantes dont nous venons de donner les résultats nous paraissent de nature à dissiper les doutes qui auraient pu subsister sur ce point.

§ 2. — *De l'osmose.*

Beaucoup de physiologistes ont vu dans cette pénétration molécule à molécule des liquides dans les tissus organiques autre chose qu'un simple phénomène d'imbibition. Il est en effet très-certain que dans le mélange de deux liquides s'effectuant à travers une membrane organique, l'imbibition, que l'on fasse intervenir la capillarité ou l'affinité chimique, ne suffit pas à expliquer pourquoi, dans certaines conditions, il y a prédominance d'action du courant dans un sens plutôt que dans l'autre. Aussi pour rendre compte de ces phénomènes particuliers a-t-on fait intervenir une force nouvelle, *la force osmotique*, que beaucoup de physiciens tendent à considérer comme n'étant qu'un cas particulier de la diffusion des fluides.

Aperçu historique sur l'osmose. — C'est à un savant physiologiste français, à Dutrochet, que revient l'honneur d'avoir le premier étudié ce phénomène auquel il a donné les noms d'*endosmose* et d'*exosmose* (1), désignant ainsi les deux courants qui s'établissent l'un de l'intérieur vers l'extérieur, l'autre de l'extérieur vers l'intérieur. Il modifia plus tard le sens de ces expressions, ce qui entraîna une certaine confusion d'idées, et fit adopter par Graham (2) l'expression

(1) Dutrochet. L'agent immédiat du mouvement vital, 1826.

(2) Graham. Mémoire sur la force osmotique. (Ann. de phys. et de chimie, 1855.

unique d'*osmose*, pour désigner par le même mot les échanges qui se font entre deux liquides et même entre deux gaz. Mais, avant d'exposer le résultat et les recherches de Dutrochet, il convient de dire que cette découverte avait été entrevue, avant lui, par plusieurs physiologistes français et étrangers. C'est ainsi que Nollet (1), en 1748, avait déjà remarqué que des échanges s'accomplissaient entre des liquides tels que l'alcool et l'eau, quand ils étaient séparés par une membrane animale. Il établissait du même coup que ces échanges liquides étaient indépendants de la température. Mais se contentant d'indiquer ce phénomène il n'en rechercha pas l'explication.

Sœmmering, en 1812, fit les mêmes remarques, et n'en tira aucun parti.

Porret (2), en 1816, ayant eu l'idée de mettre chacun des électrodes d'une pile en contact avec l'un des deux compartiments d'une cuve remplie d'eau et séparée en deux parties par une membrane perméable, vit le niveau du liquide s'élever du côté du pôle négatif par le fait du transport du liquide à travers la cloison dans le sens du courant.

D'autre part, en 1822, Fischer (3), de Breslau, construisait, sans s'en douter, le premier endosmomètre, mais se contentant de s'étonner, il n'étudia pas plus que ses prédécesseurs les diverses conditions du phénomène qu'il observait et n'en rechercha pas les lois fondamentales.

Dutrochet (4), au contraire, observant au microscope des

(1) Nollet. L'art des expériences, t. III, p. 104, Paris, 1770.
(2) Porret. Annales de chimie et de physique, t. II, p. 173.
(3) Annales de chimie de Gilbert, 1822, LXXII.
(4) Dutrochet. Mémoires pour servir à l'histoire des végétaux et des animaux.

moisissures aquatiques, et les organes spermatiques de la limace, constata que les capsules ou les sacs clos qui les constituent se vidaient de leur contenu et absorbaient de l'eau lorsqu'ils étaient plongés dans ce liquide. Il en conclut, après de nombreuses expériences, que lorsque deux liquides de densité différente sont en présence, il s'établit de l'un à l'autre deux courants qui vont en sens inverse et dont le plus considérable se fait du liquide le moins dense vers celui qui l'est le plus. Variant à l'infini ses expériences il étudia à l'aide d'un endosmomètre qui ne présente que quelques légers inconvénients, l'influence des membranes, celle des liquides de densité différente, celle de la chaleur sur la force du courant osmotique et posa des lois générales qui, si elles ont été complétées plus tard, n'en restent pas moins exactes dans leur ensemble.

Les savants qui, après Dutrochet, s'occupèrent de cette importante découverte se contentèrent de proposer une explication théorique des faits avancés par lui,, sans chercher à reproduire ses expériences. La question ne fut reprise au point de vue expérimental qu'à partir de 1841, par Brüke, Liebig, Jolly, Ludwig, Cloetta, Matteucci et Cima, Harzer, Wiedemann et Béclard.

En 1854, Dubrunfaut faisait une heureuse application de la force endosmotique des liquides, en s'en servant pour l'épuration industrielle du sucre de betterave.

Mais c'est surtout Graham qui a donné tout son développement à la belle découverte de Dutrochet, en montrant les rapports intimes qui unissent les phénomènes d'osmose aux phénomènes de diffusion, et en distinguant les corps au point de vue de leurs propriétés osmotiques en deux classes: les corps *colloïdes* et les corps *cristalloïdes*. Cette distinction contenue déjà en germe dans les travaux de Dutrochet a son importance au point de vue physiologique, mais elle n'apprend rien concernant la perméabilité des membranes, aussi ne faisons-nous que la mentionner.

Depuis Graham peu de travaux originaux ont été publiés sur cette question de l'osmose des liquides et nous ne citerons que celui de Traube (1867) qui a constaté la propriété qu'avaient certaines cellules d'absorber par endosmose des substances déterminées à l'exclusion des autres, absolument comme les cellules vivantes.

Pour ce qui concerne l'osmose des gaz, son histoire est due presque exclusivemennt aux travaux de Graham, complétés par ceux de Bouland, de Limoges. Et quant à l'osmose qui s'opère entre les gaz libres et les gaz dissous dans un liquide, bien qu'elle trouve une application directe dans les phénomènes de la respiration pulmonaire, elle n'a pas été étudiée au point de vue expérimental.

Telles sont les diverses phases qu'à traversé l'histoire de l'osmose envisagée comme phénomène physique.

Conditions nécessaires pour la production des phénomènes de l'osmose. — Pour que l'osmose se produise à travers les membranes animales il est nécessaire que certaines conditions soient remplies.

Et d'abord, il faut que les liquides mis en présence pour l'expérience n'exercent sur la membrane animale aucune action chimique capable de la désorganiser.

Il faut, en second lieu, que les liquides employés soient susceptibles de se mélanger l'un à l'autre quand l'osmose a lieu.

Il faut encore que ces liquides soient de nature différente, car, s'ils étaient identiques, aucun effet ne serait produit, ou si un effet se produisait, il ne serait pas appréciable par les moyens d'investigation dont nous disposons.

Enfin, il est nécessaire que les liquides en expérience *mouillent* la membrane qui les sépare : l'huile et les corps gras ne se prêtent pas aux expériences d'osmose.

Les nombreux expérimentateurs qui ont fait des recherches sur l'osmose ont étudié la question à des points de vue très-différents. Les uns ont cherché à connaître l'équivalent endosmatique de chaque liquide en particulier ; les autres ont déterminé le pouvoir osmotique des différentes membranes. Il en est qui ont expérimenté sur des diaphragmes de nature minérale ; d'autres se sont servis de membranes empruntées aux végétaux. Certains se sont attachés à découvrir l'influence de la dessication des membranes sur l'osmose; certains autres l'influence de l'épaisseur du diaphragme osmotique sur la rapidité et l'intensité de l'osmose.

Nous renvoyons, pour l'étude de ces faits intéressants, aux travaux qui ont été publiés sur cette matière. Nous voulons seulement montrer que l'osmose, aussi bien que l'imbibition simple, est une propriété des membranes séreuses comme elle est une propriété des autres membranes animales. Pour cela, nous nous bornerons à résumer les expériences qui ont été faites à ce sujet, nous réservant d'y joindre celles que nous avons entreprises sur les membranes séreuses, ces dernières ayant été presque généralement laissées de côté par les physiologistes dans leurs recherches sur l'osmose à travers les diaphragmes organiques.

Mais, avant d'aller plus loin, rappelons que l'existence des interstices capillaires dans les membranes animales n'est pas admise aujourd'hui par tous les histologistes.

M. le professeur Robin expose de la façon suivante son opinion sur ce sujet : « Rien n'est plus manifeste, dit-il (1), que la contiguïté immédiate des éléments anatomiques qui forment le tissu des membranes que traversent par endosmose les liquides de l'organisme et les corps sur lesquels on expérimente. Rien n'est plus facile à constater que l'absence d'orifices dans les premiers et d'interstices naturels dans les seconds. Les deux liquides qui par endosmose traversent ces membranes se sont donc unis molécule à molécule successivement à toute l'épaisseur de la substance solide en l'abandonnant aussitôt par suite de la combinaison de l'un à l'autre des deux fluides.

« Le phénomène dure jusqu'à ce que l'un des liquides soit en quelque sorte saturé par l'autre, ou tant que la membrane n'étant pas altérée permet aux corps qui la traversent de s'unir à elle. »

Ajoutons que, dans certains cas, il faut une pression mécanique assez forte pour amener la transsudation de certains liquides à travers les membranes osmogènes, et que l'intensité de l'osmose varie suivant le degré de la température employée pendant l'expérimentation. Nous ne parlerons pas de l'électricité qui joue cependant un rôle important dans l'accomplissement des phénomènes osmotiques, et nous nous contenterons de mentionner l'opinion de M. le professeur Béclard qui considère les mouvements osmogènes comme des phénomènes moléculaires de chaleur latente, et qui pense que les différences de chaleur spécifique déterminent seules la direction et l'intensité du courant.

(1) Dict. Nysten, p. 518

Nous allons exposer maintenant les expériences que nous avons faites en employant comme diaphragmes osmogènes uniquement des membranes séreuses, viscérales ou articulaires.

Expériences sur l'osmose à travers les membranes séreuses viscérales ou articulaires. — L'appareil dont je me suis servi est construit sur le modèle de l'*endosmomètre* de Dutrochet. Il se compose d'un tube de verre renflé à son extrémité inférieure, laquelle est pourvue d'un rebord mousse, saillant, destiné à retenir le fil à ligature qui maintient la membrane soumise à l'expérience. Cet appareil, qui constitue à proprement parler l'osmomètre et qui doit contenir l'un des deux liquides osmotiques, est placé dans un réservoir en verre plus large destiné à renfermer l'autre liquide. La portion effilée du tube de verre qui compose la première partie de l'appareil est graduée en millimètres.

Exp. V. — On emploie comme membrane osmotique un fragment de péricarde pris sur un chien tué par la strychnine. Cette membrane est disposée de telle sorte que sa surface épithéliale regarde l'intérieur de l'osmomètre.

L'osmomètre contient une solution de glycose à 4 p. 100.

Le réservoir contient de l'eau distillée.

Le niveau des deux liquides se correspond exactement.

Au bout de quatre heures on examine l'appareil, et on voit que le niveau du liquide de l'osmomètre s'est beaucoup élevé, tandis que celui du liquide du réservoir a sensiblement baissé. Il y a donc eu osmose de l'eau distillée vers la solution de glucose. De plus, le liquide du réservoir traité par la liqueur de Bareswill a donné le précipité rouge caractéristique d'oxyde de cuivre qui indique que la solution de glucose de l'osmomètre s'est osmosée à travers la séreuse péricardique. La liqueur de Bareswill avait été préalablement portée à l'ébullition pour s'assurer qu'elle n'était pas altérée.

Exp. VI. — La membrane employée est un autre fragment du même péricarde de chien, mais disposé autrement que dans l'expérience précédente, c'est-à-dire de telle façon que sa surface épithéliale regarde du côté du réservoir.

La solution de glucose est versée dans l'osmomètre et l'eau distillée dans le réservoir. Les deux liquides sont au même niveau.

Au bout de quatre heures le niveau du liquide s'est élevé dans l'osmomètre et a sensiblement baissé dans le réservoir. Le liquide de l'osmomètre traité par la liqueur de Bareswill donne le précipité rouge caractéristique. Il y a donc eu, comme précédemment, osmose du sucre vers l'eau distillée.

Exp. VII. — Membrane osmotique prise sur le péritoine pariétal d'un chien. La face interne de la séreuse regarde l'intérieur de l'osmomètre.

L'osmomètre contient une solution de glucose à 4 p. 100 qui s'élève jusqu'à 28 millimètres sur l'échelle du tube de verre. Le réservoir contient de l'eau distillée.

Au bout de huit heures, on trouve que le niveau du liquide de l'osmomètre s'est élevé de telle façon que l'ampoule supérieure qui termine le tube est à moitié remplie. Le niveau du liquide dans le réservoir de verre s'est au contraire abaissé de 2 millimètres. Ce dernier liquide traité par la liqueur de Bareswill donne le précipité qui caractérise la présence du sucre.

Il y a donc eu osmose de l'eau distillée vers la solution de glucose et osmose de la solution de glucose vers l'eau distillée.

Exp. VIII. — Cette expérience est à peu près la même que la précédente, avec cette différence néanmoins que le lambeau de péritoine qui sert de diaphragme osmogène est disposé de façon à regarder par sa surface externe l'intérieur de l'osmomètre.

L'osmomètre contient comme précédemment une solution de glucose et le réservoir renferme de l'eau distillée.

Au bout de huit heures, on constate, par les réactions ordinaires, qu'il y a eu encore osmose du glucose vers l'eau distillée et de cette dernière vers la solution de glucose.

Exp. IX et X. — On se sert dans ces deux expériences d'une membrane séreuse sous-tricipitale prise sur le genou d'un homme mort depuis trente heures. Sur les deux appareils la séreuse est disposée de façon à regarder par sa surface épithéliale l'intérieur de l'osmomètre. Dans l'un des deux appareils la solution de glucose est versée dans l'osmomètre; dans l'autre elle est versée dans le réservoir.

L'expérience est abandonnée à elle-même pendant vingt-deux heures. Au bout de ce temps on constate, par les réactions déjà citées, qu'il y a eu des deux côtés osmose des liquides l'un vers l'autre.

Exp. XI. — Membrane osmotique prise sur le péritoine d'un chien a été tué par section du bulbe. La face interne de la séreuse regarde du côté de l'osmomètre, lequel renferme une solution de gomme, tandis que le réservoir contient de l'eau distillée.

Au bout de vingt-quatre heures, on trouve que la gomme s'est osmosée vers le liquide du réservoir dans lequel on constate sa présence par le perchlorure de fer qui précipite la gomme en flocon diaphanes.

Exp. XII. — On emploie comme diaphragme osmogène un lambeau de péricarde pris sur un chien qui vient d'être sacrifié.

La séreuse regarde par sa face externe l'intérieur de l'osmomètre dans lequel on a versé la solution de gomme.

Après vingt-quatre heures on cherche si la solution de gomme s'est osmosée vers le liquide du réservoir. Ce liquide traité par le perchorure de fer donne un précipité de flocons diaphanes qui indique que l'osmose a eu lieu.

Exp. XIII et XIV. — Ces deux expériences sont faites avec la membrane séreuse sous-tricipitale provenant d'une femme de 52 ans morte deux jours auparavant. Dans l'une, la séreuse regarde l'intérieur de l'osmomètre par sa face interne; dans l'autre, par sa face externe. Les deux osmomètres sont remplis d'un liquide de coloration citrine provenant d'une ponction faite à un kyste ovarique : ce liquide est franchement albumineux.

Au bout de vingt-trois heures on trouve dans les deux réservoirs environ 2 à 3 grammes de liquide de même couleur que celui qui est contenu dans l'osmomètre et donnant très-nettement par la chaleur et par l'acide nitrique un précipité floconneux d'albumine.

Exp. XV. — On prend pour membrane osmotique un fragment du péritoine pariétal d'un chien. La surface épithéliale de cette membrane regarde du côté de l'osmomètre. Celui-ci contient du sang défibriné provenant d'une saignée faite à un homme de 53 ans. Le réservoir est rempli d'eau distillée.

Le liquide du réservoir examiné après trente heures possède une coloration franchement rosée. Examiné au microscope, il présente une plaque de pigment noir et quelques cristaux d'hématoïdine reconnaissables à leur couleur jaune orangé vif, caractéristique. On trouve aussi dans ce liquide des globules rouges du sang altérés, et ratatinés.

Exp. XVI. — La membrane osmotique est constituée par une séreuse sous-tricipitale provenant d'un sujet mort depuis trente-sept heures. La surface lisse de cette séreuse est dirigée vers l'intérieur de l'osmomètre. Celui-ci contient un liquide albumineux provenant de la ponction d'une ascité. Le réservoir renferme de l'eau distillée.

Le liquide du réservoir étant examiné au bout de dix-huit heures donne un précipité d'albumine par la chaleur et par l'acide nitrique. Ce dernier précipité se redissout dans un grand excès d'acide. Ce liquide contient aussi des chlorures.

Exp. XVII. — La séreuse péritonéale d'un chien est prise comme membrane osmogène. Sa surface lisse regarde l'osmomètre. On remplit l'osmomètre avec un liquide albunineux provenant d'une ponction d'hydrocèle. Le réservoir contient de l'eau distillée. Après vingt-quatre heures, on examine le liquide du réservoir dans lequel on découvre l'albumine, en se servant du réactif de M. Méhu, lequel se compose, comme on sait, d'une partie d'acide phénique cristallisé, d'une partie d'acide acétique et de deux parties d'alcool à 90 degrés.

Ces expériences prouvent de la façon la plus manifeste que les solutions salines, les solutions de gomme, les solutions de glucose s'osmosent à travers les membranes séreuses. Nous n'avons pas fait intervenir la pression manométrique, car il est démontré depuis longtemps que cette force accroît l'intensité des phénomènes osmotiques, quelle que soit la nature du diaphragme employé. Nous n'avons pas cherché à établir la différence d'action des membranes suivant que leur face interne ou leur face externe sont tour nées vers l'eau du réservoir ou vers le liquide contenu dans l'osmomètre. Nous avions à montrer seulement que l'osmose s'accomplit à travers les séreuses. Les expériences de Matteucci et Cima sur la peau, sur la muqueuse stomacale, sur la vessie fournissent sur ce sujet des indications intéressantes ; nous croyons suffisant de donner les conclusions auxquelles sont parvenus ces auteurs.

« 1° La membrane intermédiaire aux deux liquides a une part très-active dans l'intensité du courant osmotique, ainsi que dans sa direction.

« 2° Il y a, en général, pour chaque membrane, une certaine position dans laquelle l'osmose est plus intense ; il est rare que l'osmose se fasse également avec une membrane fraîche, quelle que soit la disposition de cette dernière par rapport aux liquides.

« 3° La direction la plus favorable à l'osmose à travers les peaux est en général, de leur face interne à leur face externe, à l'exception de la peau de grenouille, avec laquelle l'endosmose entre l'eau et l'alcool est favorisée de la face externe à la face interne.

« 4° La direction favorable à l'osmose à travers les estomacs et les vessies urinaires varie beaucoup plus qu'avec les peaux, suivant les différents liquides.

« 5° Le phénomène de l'osmose est étroitement lié à l'état physiologique des membranes.

« 6° Avec les membranes desséchées ou altérées par la putréfaction, ou bien on ne remarque plus les différences ordinaires selon la position des faces de celles-ci, ou bien il n'y a plus d'osmose. »

Pour ce qui concerne l'osmose de l'albumine à travers les séreuses, nous avons rencontré les mêmes difficultés qui ont déjà été indiquées par les physiologistes pour les autres membranes animales.

Il résulte, en effet, des remarquables travaux de Graham, de M. Harzer et de M. Botkin que l'albumine a un pouvoir diffusible très-faible. Elle attire l'eau à elle avec une grande énergie; mais, en revanche, elle cède peu d'elle-même à l'eau dans laquelle on plonge un endosmomètre rempli d'un liquide albumineux.

M. Mialhe (1) affirme que dans aucun cas l'albumine, soit du blanc d'œuf, soit du sérum sanguin, n'a traversé les membranes. Voici les raisons sur lesquelles il appuie cette affirmation : « Si, dit-il, l'albumine était endosmotique aussi bien que les liquides aqueux des humeurs animales, elle ne pourrait se maintenir dans le système circulatoire ; elle traverserait constamment les parois des vaisseaux qui la contiennent, se répandrait dans tout l'organisme et irait se perdre dans les produits de sécrétion. Or, c'est ce qui n'arrive jamais dans l'état physiologique : il est parfaitement établi que « les liquides des excrétions « sont les seuls où l'on remarque l'absence totale d'albu- « mine (Dumas). » — Les liquides albumineux de l'écono-

(1) Journal l'Union médicale, juillet 1852, et Chimie appliquée à la physiologie et à la thérapeutique, p. 134 et suiv., Paris, 1856.

mie animale, échappant aux lois de l'endosmose, se trouvent ainsi dans des conditions différentes des liquides aqueux ordinaires. »

Mialhe appuie ces assertions sur un certain nombre d'expériences. Pour l'une de ces expériences, il se sert d'un œuf dont il brise la coquille, de façon à découvrir la membrane à une de ses extrémités : il le plonge ensuite dans un vase plein d'eau. Au bout de cinq heures, le poids de l'œuf a augmenté de 2 grammes, par suite de la pénétration de l'eau du vase dans l'œuf. L'albumine de l'œuf n'a point passé dans l'eau du vase : on n'en découvre aucune trace.

Dans une autre expérience, il construit avec un œuf une sorte d'endosmomètre, en pratiquant aux deux extrémités de cet œuf une ouverture. A l'une il adapte un tube de verre qui s'élève verticalement. L'œuf, ainsi disposé, est plongé dans un verre plein d'eau, et tandis que l'eau du vase monte rapidement du côté de l'albumine, au contraire l'albumine ne s'osmose pas vers l'eau contenue dans le vase.

Telle n'est point l'opinion de M. le professeur Béclard, qui, se fondant sur des expériences confirmées plus tard par celles de Lehmann, de M. Botkin, de Budge et de Vittich, soutient que, dans ces conditions, le passage de l'albumine de l'œuf du côté de l'eau du vase a lieu, mais à condition qu'on se serve d'*eau distillée*, car si on emploie l'eau commune, c'est-à-dire une eau saline, l'osmose de l'albumine ne se fait pas.

Il résulte de tous ces faits que l'osmose peut s'accomplir à travers les membranes séreuses comme à travers tous les autres diaphragmes organiques. — Tous les liquides qui se trouvent dans les conditions que nous avons énoncées comme étant indispensables à la production du phénomène peuvent donc traverser les séreuses. Seuls les liquides albumineux s'osmosent avec une certaine lenteur, qui pourrait faire croire au premier abord que l'albumine ne passe pas à travers ces membranes ; mais en expérimentant avec soin et en se servant de réactifs plus délicats que ceux qui sont généralement employés pour découvrir l'albumine dans ces liquides, nous sommes arrivés néanmoins à montrer que le passage de l'albumine a lieu. Il nous est donc permis de conclure dès maintenant que les membranes séreuses, soustraites aux conditions de la vie, se laissent traverser par osmose par tous les liquides et même par les liquides albumineux.

3. *De la diffusion.*

Pour expliquer le passage des liquides à travers les tissus organiques, on a fait intervenir une autre force, la *force de diffusion des liquides.* — Voici en quoi consiste ce phénomène, qui a été bien étudié à une époque assez rapprochée de la nôtre, et notamment par Graham, professeur au Collége de l'Université de Londres.

Si l'on met en présence deux gaz, même de densité très-différente, ils forment très-rapidement un mélange homogène, De même, si l'on met en présence deux liquides, ils se mélangent aussi, mais avec une rapidité moindre, la cohésion des molécules étant beaucoup plus grande dans les liquides que dans les gaz.

En 1849, Graham voulant démontrer que les liquides sont *diffusibles* aussi bien que les gaz fit l'expérience suivante : il remplit un flacon d'une dissolution saline et plaça ce flacon débouché dans une cuve. Il versa dans cette cuve de l'eau distillée, de façon à ce que le niveau de cette eau dépassât l'orifice supérieur du flacon. Au bout de quelques jours il reconnut que le liquide salé s'était diffusé d'une manière uniforme dans toute la masse liquide.

Graham, multipliant ses expériences, montra ensuite que tous les liquides possèdent, à des degrés divers, le pouvoir de se diffuser, et il établit que les substances qui sont susceptibles de prendre la structure *cristalline* sont les plus diffusibles, tandis que les moins diffusibles sont les substances qui restent amorphes. Il appela les premières des *corps cristalloïdes* et les autres des *corps colloïdes*, distinction qui a une certaine importance en physiologie.

Mais si la diffusion s'accomplit aisément entre deux liquides placés l'un au-dessus de l'autre, en est-il de même quand on sépare ces deux liquides par une cloison membraneuse? Il nous paraît inutile de citer les expériences si concluantes qui ont été faites à ce sujet, et que l'on pourra d'ailleurs trouver dans les Annales de physique et de chimie de 1850. (Graham. Recherches sur la diffusion des liquides.) Qu'il nous suffise d'en rapporter les résultats et de dire que la force de diffusion n'est point entravée par la présence d'une cloison membraneuse.

La diffusion s'effectuant ainsi sans difficulté au travers des membranes, il était naturel d'expliquer à l'aide de cette force les phénomènes d'osmose. Aussi certains physiologistes ont admis que *la force osmotique n'était autre chose que la force de diffusion.*

Cette opinion n'est pas partagée par M. Charpentier, qui, dans sa thèse d'agrégation, démontre que l'osmose est autre chose qu'une simple diffusion (1).

(1) « Mettons, dit M. Charpentier, une membrane colloïde en présence de deux liquides A et B, pour lesquels elle possède une affinité inégale.

En résumé, que l'on fasse intervenir, comme cause de la pénétration des liquides à travers les diaphragmes organiques, l'imbibition simple, la force de diffusion ou l'osmose, cette pénétration s'accomplit à travers les séreuses comme à travers les autres membranes. Il serait difficile

Elle se chargera, par exemple, d'une partie du liquide A et de dix parties du liquide B.

Cela fait, il va se produire un double phénomène, c'est que ce liquide imbibant, ainsi composé, va diffuser à la fois vers A et vers B.

Du côté de A qu'arrivera-t-il? Une partie du liquide B que contient la membrane va se répandre dans le liquide A; avec quelle vitesse? avec une vitesse en rapport avec la proportion du liquide B contenu dans la membrane, c'est-à-dire avec la différence de concentration qui existe entre le liquide de la membrane et le liquide A. Or le liquide de la membrane est très-concentré par rapport à B, puisqu'il contient 10 parties de B sur 11. La vitesse de diffusion de B vers A sera donc très considérable; nous pouvons la représenter par 10 par exemple.

Il est évident, de plus, qu'à mesure que le mélange qui imbibe la membrane perdra du liquide B, l'affinité de la membrane rentrera en jeu et rétablira l'équilibre primitif en empruntant une nouvelle quantit de ce liquide à la masse qui l'imbibe du côté de B, de sorte qu'à n'importe quel moment de l'expérience, on pourra considérer la membrane comme contenant toujours 1 partie de A et 10 parties de B.

Or ce qui se passe au contact du liquide A se produit en même temps du côté de B; le mélange imbibant la membrane abandonne par diffusion vers ce liquide B une portion de son liquide A. En même temps il y aura de l'autre côté une absorption de liquide A correspondante à la perte qui a lieu en B.

Mais avec quelle vitesse se fera la diffusion du liquide A de la membrane vers le liquide B? Avec une vitesse correspondant à la différence de concentration qui existe (par rapport à A) entre le liquide B et le mélange qui imbibe la membrane, c'est-à-dire avec une vitesse proportionnelle à la quantité de A qui existe dans ce mélange. Or, le liquide de la membrane ne contient que 1 partie de A sur 11, par conséquent la diffusion du liquide A de la membrane vers le liquide B se fera très-lentement avec une vitesse égale à 1, si l'on veut la comparer avec la vitesse de diffusion de B vers A.

Par conséquent quand il se diffusera 10 parties de B vers A, il ne pas-de déterminer la part qui revient, dans l'accomplissement de ce phénomène, aux forces physiques et aux forces chimiques. L'osmose joue vraisemblablement un rôle important, mais dans des conditions complexes très-difficiles à analyser. Ajoutons que sur les membranes vivantes cette pénétration est plus qu'un phénomène physique : il faut tenir compte en effet de l'activité propre des éléments anatomiques au travers desquels le passage des liquides s'effectue.

CHAPITRE II

DE LA TRANSSUDATION DES LIQUIDES A TRAVERS LES MEMBRANES SÉREUSES, ENVISAGÉE COMME PHÉNOMÈNE PHYSIOLOGIQUE ET PATHOLOGIQUE.

§ 1. — *De la transsudation à travers les séreuses articulaires.*

Notre savant maître, M. le professeur Gosselin, a signalé depuis longtemps dans ses leçons la fréquence des

sera que 1 partie de A vers B ; cela aura lieu par le fait même de la composition du liquide qui imbibe la membrane, de sorte que c'est celle-ci qui, par le jeu de ses affinités, règle en réalité le sens et l'intensité du courant prédominant.

Ainsi considérée, l'osmose est donc plus qu'un cas particulier de la diffusion, comme on a voulu le dire : c'est en réalité une double diffusion simultanée, à laquelle l'affinité d'une membrane colloïde sert de régulateur.

C'est, en d'autres termes, une diffusion simultanée entre un mélange constant et chacun des liquides qui le composent.

Il nous serait facile de prendre un à un les différents cas particuliers d'osmose dont nous nous sommes occupé précédemment et de montrer comment cette explication leur est applicable. »

épanchements du genou consécutivement aux fractures du fémur, et il a fait remarquer que, dans le plus grand nombre des cas, cet épanchement est rapide, abondant et persistant. Les auteurs anciens ont tous gardé un silence absolu sur cette lésion si constante. Parmi les modernes bien peu s'étaient occupés de cette question et ceux qui, comme M. Teissier, de Lyon, Malgaigne, M. Dethil, avaient remarqué dans quelques cas cette hydarthrose, en faisaient une conséquence, non de la fracture, mais du mode de traitement et de l'emploi des moyens contentifs.

Le 3 avril 1870, dans sa leçon clinique, M. le professeur Gosselin exposait de la façon suivante le mécanisme de l'hydarthrose dans les fractures du fémur, en l'attribuant à l'épanchement sanguin qui accompagne la fracture :

« Nous mettons, Messieurs, sous vos yeux une pièce de fracture recueillie sur un homme qui n'a survécu qu'une heure à ses blessures.

« Vous pouvez constater la contusion dont les muscles sont atteints : le vaste interne est déchiré en partie, et dans l'intervalle des fibres mêmes, ainsi qu'au-dessous de sa face profonde existe un épanchement considérable ; de là le liquide extravasé s'est répandu par infiltration dans les interstices musculaires et jusque dans les muscles voisins eux-mêmes.

« La situation réciproque des fragments nous montre qu'il s'est effectué un déplacement très-notable suivant la longueur et l'épaisseur ; le déplacement suivant la circonférence est peut-être augmenté ici par l'absence de contraction musculaire ; quoi qu'il en soit ces lésions anatomiques mettent sous vos yeux la cause de la déformation que vous rencontrerez si souvent sur le vivant.

« La direction du trait de la fracture est en partie transversale, tandis qu'à la partie antérieure elle s'incline en bas et en avant, et qu'à la partie postérieure elle est dirigée en arrière et en haut. Nous avons donc affaire à une fracture très-oblique difficile à réduire, puisque le déplacement se maintient même après que la mort a fait disparaître ses causes les plus puissantes, la tonicité et la contractilité musculaire, mais bien plus difficile à contenir après la réduction par le fait de l'obliquité même du trait de la fracture qui ne permettrait pas aux extrémités osseuses de se prêter un appui quelque peu stable.

« Mentionnons en passant la présence d'une petite esquille.

« Mais ce que nous remarquerons surtout c'est l'état de la synoviale du genou. *Vous savez, Messieurs, car j'ai appelé plus d'une fois votre attention sur ce point, que la plupart des malades qui se présentent avec des fractures du corps du fémur ont le lendemain, quelquefois le surlendemain, un épanchement notable de liquide dans l'articulation du genou.* Quelle est la nature de cet épanchement? quelle en est la cause? Est-il dû à la propagation de l'inflammation du périoste à la synoviale? Est-il dû au traumatisme qui a directement porté sur l'articulation du genou?

« Sans m'arrêter à chacune des considérations qui peuvent militer pour ou contre ces deux hypothèses, je vous rappellerai un fait anatomique dont vous avez pu être témoins l'année dernière dans mon service.

« Sur un malade qui avait succombé peu d'heures après une fracture de la partie moyenne du fémur, nous avons constaté une infiltration sanguine comme gélatiniforme, qui, occupant l'épaisseur des muscles, leurs interstices et jusqu'aux couches qui environnent le périoste, arrivait au niveau du cul-de-sac supérieur de la synoviale vers sa partie interne. L'articulation elle-même était distendue par un épanchement qui sans être franchement sanguin, ni franchement synovial, participait à la nature de l'un et de l'autre liquide, et rentrait dans cette classe d'humeurs que nous caractérisons par le mot de liquides séro-sanguins.

« *J'émis alors l'opinion que l'épanchement du genou pouvait bien être produit par la transsudation à travers le cul-de-sac de la synoviale dont vous connaissez la minceur extrême à ce niveau, d'une partie du sérum provenant du sang à moitié coagulé et constituant cette infiltration gélatiniforme.*

« Les résultats tout négatifs de notre autopsie confirment mes vues sur ce sujet. Notre blessé ne présentait, contrairement à ce qui peut passer pour la règle, aucun signe d'épauchement du genou ; aussi l'ouverture de l'articulation ne nous a-t-elle fait trouver ni liquide, ni aucune altération anatomique de la membrane synoviale. D'autre part l'épanchement intermusculaire était encore trop récent pour être parvenu jusqu'au niveau de la synoviale. En l'absence donc de toute trace d'inflammation commençante, de contusion ou de rupture de cette séreuse, nous sommes fondés à admettre que si l'épanchement articulaire ne s'est pas produit dans ce cas, cela tient uniquement à la terminaison rapide qui n'a pas permis au sang de s'extravaser en quantité suffisante pour arriver au cul-de-sac de la synoviale, et là, soit pénétrer par transsudation dans la cavité articulaire, soit, ce qui est également probable, y déterminer cette inflammation qui se développe généralement aux environs des épanchements de sang dans l'intérieur de nos tissus. »

Dans sa remarquable Thèse pour le doctorat (Paris, 1873), M. P. Berger, s'appuyant sur des faits cliniques recueillis presque exclusivement dans le service de M. Gosselin et sur un certain nombre d'expériences, arriva à conclure, comme son maître, que l'épanchement articulaire consécutif aux fractures du fémur résulte avant tout de la transsudation à travers le cul-de-sac de la synoviale de l'épanchement sanguin produit au niveau de la fracture.

Voici, en abrégé, quelques-unes des expériences sur lesquelles M. P. Berger appuie sa manière de voir.

Expérience 1. *Chien adulte de taille moyenne.* — Fracture de la cuisse gauche à l'aide d'une pince coupante, procédé qui met le genou à l'abri de toute violence. Application d'un appareil dont l'animal se débarrasse immédiatement.

Le septième jour, l'animal est sacrifié. L'autopsie révèle l'existence d'une fracture transversale du fémur à son tiers supérieur et une infiltration sanguine qui part du lieu de la fracture et se propage sans interruption avec un aspect gélatiniforme jusqu'au cul-de-sac de la synoviale du genou. L'articulation contient au moins trois fois plus de liquide que celle du côté opposé. Ce liquide est plus fluide, rougeâtre ; la synoviale est rouge et même noire par places, surtout *au cul-de-sac supérieur*. Les condyles sont colorés en rouge : le ligament adipeux de même.

Exp. 2. *Chien bouledogue de forte taille.* — Fracture du fémur gauche par le même mécanisme que dans l'expérience précédente. L'autopsie faite le sixième jour de la fracture montre dans le genou correspondant, l'existence d'une arthrite purulente qui ôte toute valeur à l'expérience, pour notre démonstration.

Exp. 3. *Lapin angora.* — Section du fémur droit. Autopsie le septième jour. L'articulation fémoro-tibiale droite renferme une *sérosité rougeâtre* peu filante, mais très-abondante, tandis qu'elle ressemble à du blanc d'œuf de l'autre côté. La synoviale qui est le siége de l'épanchement séro-sanguin n'est *nulle part* perforée.

Exp. 4. *Lapin de grande taille.* — Fracture de la cuisse gauche par le procédé ordinaire. Autopsie le sixième jour de la fracture. Epanchement de sang périarticulaire abondant. Le *genou renferme beaucoup de liquide sanguinolent;* le grand cul-de-sac est très-distendu.

Exp. 5. *Vieux chien terrier-boule*, très-fort. — Injection avec une seringue de Pravaz, dans la cavité du genou, de 4 grammes d'une solution saturée de ferro-cyanure de potassium. Au bout de deux heures. l'animal est sacrifié. La synoviale et les cartilages articulaires sont colorés en bleu intense, surtout au niveau des culs-de sac synoviaux par la solution de perchlorure de fer.

Les expériences 6, 7, 8 et 9 n'ont pas trait directement à notre sujet. Elles montrent seulement que l'épanchement sanguin ne se produit pas dans un genou, quelles que soient les lésions que l'on ait fait subir au fémur, tant qu'il n'y a pas fracture de cet os.

Dans les expériences 10, 11 et 12, M. P. Berger a fait une section incomplète du fémur en conservant le plus possible le périoste. L'épanchement sanguin a dû être très-peu abondant, faute de déplacement des fragments. Or, dans ces trois observations, il n'y avait que peu ou point d'épanchement dans le genou.

Il est en effet bien certain que tous les épanchements

sanguins de la cuisse ne peuvent pas entraîner l'hémo-hydarthrose du genou. Si cette complication articulaire est commune dans les fractures du fémur, c'est que les solutions de continuité de cet os, s'accompagnant de la lésion de parties très-vasculaires comme le périoste, la moelle et l'os lui-même, fournissent un épanchement sanguin abondant. Cette première condition étant réalisée, le lieu même de la production de l'épanchement indique la marche qu'il suivra ultérieurement. Bridé en arrière par le fémur et en avant par les muscles qui s'opposent à sa migration de ce côté, il a une tendance naturelle à fuser en bas vers l'articulation du genou et, par une progression presque fatale, il atteint le cul-de-sac sous-tricipital à travers lequel il passe en plus ou moins grande quantité. La pression exercée sur le liquide par la contraction du triceps favorise d'ailleurs beaucoup cette filtration.

L'expérience 14 du même auteur a trait à un épanchement sanguin abondant produit, sans lésion du squelette, par de nombreuses sections sous-cutanées des muscles et des vaisseaux de la cuisse. Cet épanchement arrive au cul-de-sac supérieur de la synoviale laquelle *renferme bien plus de liquide qu'à l'état normal* et ce liquide est légèrement coloré.

Dans ces différentes observations, l'examen microscopique du liquide articulaire paraît ne pas avoir été fait. On ne saurait donc dire s'il renfermait des globules du sang. Mais ce qu'elles démontrent d'une façon rigoureuse, c'est que le *sérum renfermant en solution la matiere colorante du sang* a pu traverser le cul-de-sac sous-tricipital du genou, sans déchirure de ses parois.

« La preuve de cette osmose du sérum vers la synovie, pour employer les expressions de M. P. Berger, se trouve dans la coloration rosée ou rouge de l'épanchement, coloration que nous avons toujours retrouvée dans nos autopsies et nos expériences. »

M. Berger a poussé plus loin ses recherches, en injectant en grande quantité sous le triceps des solutions de matières colorantes. Le résultat de ces tentatives a trop d'importance pour que nous nous dispensions de les rapporter. Voici le récit que M. Berger fait de ces expériences :

Expériences 16 et 17. Sur deux forts lapins, le 4 octobre, à six heures du soir, nous injectons au-dessous du triceps 10 à 20 gr. de solution ammoniacale de carmin.

Cette opération est répétée le 5 octobre, à huit heures du matin.

On tue les deux lapins à onze heures.

Chez les deux, la première injection ne se révèle que par une coloration foncée des fibres du triceps ; la deuxième, au contraire, est encore en partie renfermée dans une vaste cavité qui vient aboutir au voisinage des culs-de-sac synoviaux.

La synoviale tout entière est colorée en rouge carmin intense ; il en est de même des cartilages des condyles et surtout de la partie qui correspond au cul-de-sac de la synoviale. Les vaisseaux qui en partent sont fortement teints en rouge. La synovie est épanchée en grande quantité, mais n'est que fort peu colorée en rouge.

Il nous paraît rationnel d'admettre qu'une partie des matériaux que renfermait le liquide injecté a pénétré dans l'articulation ; on ne concevrait pas, sans cela, la coloration des cartilages par le carmin.

D'après des expériences aussi concluantes, le phénomène de la transsudation des liquides à travers certaines synoviales méritait d'être considéré comme une chose bien démontrée. Mais, comme il arrive souvent pour les faits nouvellement établis, l'explication donnée par MM. Gosselin et Berger sur le mécanisme de l'épanchement du genou n'a pas paru acceptable à tout le monde. On a nié la transsudation du liquide. Pourquoi, en effet, cet épanchement du genou après une fracture du fémur, alors qu'on ne rencontre jamais ou presque jamais un épanchement du coude après une fracture de l'humérus, ni un épanchement dans l'articulation tibio-tarsienne après une fracture du tibia ? De plus, on a vu fréquemment ce même épanchement du genou se produire après une fracture de jambe ; or, il ne viendra à l'esprit de personne de supposer que, dans ce cas particulier, l'épanchement voisin de la fracture a fusé, en remontant le long du tibia jusqu'à l'articulation du genou, pour s'épancher dans son intérieur.

D'ailleurs nous ne pouvons donner une meilleure idée des contestations qui se sont produites à ce sujet qu'en résumant la discussion encore récente qui a eu lieu à la Société de chirurgie le 15 mai 1878. Dans cette séance, M. Lannelongue fit un rapport sur un travail de M. P. Berger intitulé : *De l'épanchement articulaire du genou, consécutif aux fractures du fémur*. Ce travail contenait deux cas de fracture de cuisse s'accompagnant d'épanchement dans l'articulation du genou, épanchement que l'auteur expliquait par le mécanisme déjà indiqué antérieurement, à savoir le passage du sang extravasé dans la cuisse à travers la membrane synoviale du genou. Dans une troisième observation, comprenant un cas d'épanchement sanguin de la cuisse, sans fracture, l'épanchement se propagea non pas dans l'articulation du genou, mais dans la poche séreuse située au-dessous du triceps. Pour M. Berger, il n'y a pas de doute que cet épanchement dans la bourse séreuse ne se soit produit par l'introduction de dehors en dedans du sang épanché.

M. Lannelongue ne partage pas entièrement l'avis de M. P. Berger. Il admet, à la vérité, la possibilité du passage du sang à travers une séreuse, mais il pense que, dans beaucoup de cas, l'épanchement articulaire peut et doit s'expliquer, non par la transsudation du sang, mais par une entorse de l'articulation du genou ; et il se fonde, pour donner cette explication, sur ce que, dans les cas fréquents de fracture de jambe avec épanchement dans l'articulation du genou, on ne peut expliquer l'hydarthrose que par la coïncidence d'une entorse fémoro-tibiale.

M. Tillaux a toujours cherché, chez les individus qu'il a eu à soigner pour des fractures de cuisse s'accompagnant d'épanchement articulaire, quel était le mécanisme que l'on pouvait invoquer. Dans certains cas, il croit pouvoir admettre l'entorse du genou ; dans les autres, il accepte la théorie de MM. Gosselin et Berger, car il ne lui paraît pas possible qu'une entorse du genou, suffisante pour amener un épanchement, ne soit pas accompagnée de douleurs, et il est incontestable que, dans bon nombre de cas, cette douleur fait absolument défaut.

M. le professeur Verneuil n'a pas encore de théorie pour expliquer l'hydarthrose du genou après les fractures de cuisse, mais il ne croit pas qu'un épanchement sanguin puisse passer de toute pièce à travers les parois d'une articulation saine. Considérant la question à un point de vue plus étendu, il pense que le sang épanché dans une cavité séreuse ne peut jamais traverser ses parois pour devenir sous-cutané.

La discussion ayant pris, à partir de ce moment, un caractère général, la question débattue fut celle-ci : Les liquides sont-ils susceptibles de traverser une séreuse intacte? ou bien les séreuses constituent-elles des barrières infranchissables à travers lesquelles la migration des liquides ne peut pas s'effectuer?

En somme, on réclame des faits prouvant le passage du liquide à travers les parois d'une séreuse, sans lésion de ces parois.

C'est alors que mon excellent maître, M. Tillaux, qui avait pris à la discussion une part active, me suggéra l'idée de chercher à résoudre la question expérimentalement, et, pour faciliter mes recherches, mit à ma disposition les moyens d'études dont il dispose à l'amphithéâtre d'anatomie des hôpitaux.

J'instituai donc une série d'expériences, parmi lesquelles je me suis contenté de choisir les plus démonstratives pour les consigner dans ce travail. La conclusion à laquelle j'ai été amené est, je dois le dire, en partie opposée à celle que je m'attendais à trouver.

D'après les données de la physiologie moderne, les liquides peuvent traverser les membranes connectives sous deux influences diverses : par *transsudation* et par *osmose*.

Transsudation veut dire passage d'un liquide au travers d'une paroi, de telle sorte qu'une fois arrivé de l'autre côté de la paroi on le retrouve composé des mêmes principes et des mêmes éléments.

L'*osmose* s'exerce lorsqu'une membrane sépare deux liquides miscibles placés dans les mêmes conditions de pression ; cette membrane est ainsi parcourue par un double courant, l'un de dehors en dedans, l'autre de dedans en dehors. Les recherches que nous avons consignées dans la première partie de ce travail nous ont permis de conclure que l'osmose s'exerce à travers les membranes séreuses privées de vie, comme à travers les autres membranes organiques; nous n'avons pas à y revenir.

Il nous reste maintenant à citer les expériences que nous avons faites pour l'étude de la transsudation à travers des séreuses vivantes.

EXP. XVIII. — 30 octobre 1878. — *Chien adulte de taille moyenne.* Anesthésie par le chloroforme. On essaye en vain de fracturer le fémur gauche par des pesées sur la partie inférieure de cet os, pendant que son extrémité supérieure est solidement fixée et que le milieu de la cuisse porte sur le bord d'une table ; on ne parvient pas à produire la fracture.

Alors on se décide à faire la fracture par écrasement. Dans ce but, la cuisse de l'animal étant enveloppée d'un linge et reposant par sa partie moyenne sur une barre de fer, on casse le fémur à l'aide d'un marteau.

La fracture est produite du premier coup.

Le lendemain, c'est-à-dire au bout de vingt heures, l'animal est sacrifié.

Autopsie. — La peau de la cuisse gauche est fortement ecchymosée. L'ecchymose s'étend à la partie supérieure de la jambe.

Les muscles de la cuisse sont infiltrés de sang. L'infiltration sanguine se propage sans interruption depuis le lieu de la fracture jusqu'au cul-de-sac synovial du genou.

Le genou étant ouvert avec le plus grand soin, on le trouve rempli par un liquide filant comme la synovie ordinaire, mais rouge comme du sang. Ce liquide est abondant et distend la synoviale. Examiné au microscope, il contient des globules rouges de sang en grande quantité.

La synoviale étant débarrassée de ce liquide, on la remplit d'eau. Cette eau y reste contenue, ce qui témoigne en faveur de l'intégrité de cette membrane. D'ailleurs, l'articulation étant plus largement ouverte et la séreuse étant examinée avec soin, il est facile de reconnaître qu'elle est absolument saine.

Le sang épanché au niveau de la fracture infiltre les masses musculaires et arrive au contact de la synoviale. En regardant attentivement le cul-de-sac de cette synoviale par sa face interne, il est facile de découvrir l'endroit où s'est faite la transsudation du sang. Il existe, en effet, sur le pourtour de la rotule fibro-cartilagineuse, qui, chez le chien, surmonte la rotule osseuse, deux ecchymoses étendues formant par leur réunion une courbe presque semi-lunaire qui encadre, pour ainsi dire, le bord supérieur et les parties latérales de la rotule cartilagineuse. Ces ecchymoses, d'une coloration très-foncée, indiquent que la filtration du liquide sanguin a dû se produire à leur niveau.

Exp. XIX. — 7 novembre 1878, trois heures du soir. — *Chien de moyenne taille.* Anesthésie par le chloroforme.

Cuisse droite. — On essaye en vain de casser le fémur droit par mécanisme indirect, en fixant la partie supérieure de cet os de telle façon que sa partie moyenne porte à faux sur le bord d'une table, et en se servant de la jambe comme bras de levier.

Ces manœuvres, qui d'ailleurs exercent un tiraillement énorme sur l'articulation du genou et ôtent, par conséquent, toute valeur à l'expérience, restent sans résultat.

Cuisse gauche. — On fracture le fémur gauche par écrasement, en se servant encore d'un marteau en fer comme corps contondant, tandis que la cuisse, enveloppée d'un linge, repose par sa partie moyenne sur une barre de fer rectangulaire. La fracture est produite du premier coup.

8 novembre, une heure du soir. — Mort par section du bulbe.

L'autopsie révèle l'existence d'une fracture de la partie moyenne de la cuisse gauche, avec chevauchement considérable des fragments.

La peau est fortement ecchymosée au niveau du point où a porté le choc. Les couches sous-cutanées et le muscle riceps sont infiltrés de sang.

L'articulation étant ouverte avec soin, on la trouve remplie d'un liquide séro-sanguin que l'examen microscopique a montré contenant une grande quantité de globules rouges et un certain nombre de globules blancs.

L'infiltration sanguine, qui part du foyer de la fracture, descend jusqu'au cul-de-sac synovial du genou : là se trouve, au-dessus de la rotule fibro-cartilagineuse, une ecchymose étendue qui siége dans le point où la séreuse abandonne la rotule fibro-cartilagineuse pour aller former, en se repliant sur elle-même, la paroi antérieure du cul-de-sac sous-tricipital. Cette ecchymose forme à la rotule cartilagineuse une véritable bordure d'une coloration rouge très-foncée.

Le reste du cul-de sac synovial est très-peu coloré ; cependant il n'a pas la blancheur nacrée de la séreuse du côté opposé. La séreuse ne présente d'ailleurs aucune déchirure.

J'ai fait, avec M. le D[r] Ch. Rémy, directeur du laboratoire des cliniques de la Charité, l'examen microscopique de la pièce après son durcissement dans l'alcool.

Les coupes intéressant la synoviale ont été colorées par une solution ammoniacale de carmin. Cet examen montre manifestement que, tant qu'il y a du tissu fibreux ou tendinaux au-dessous de la séreuse, il n'existe pas d'hémorrhagie à ce niveau. Aussitôt que le tissu tendineux cesse, l'hémorrhagie commence.

Au niveau du tendon du triceps, la synoviale adhère à ce tendon, sans ligne de démarcation bien nette entre elle et le tendon. Il y a à la surface du tissu tendineux une petite couche de tissu amorphe supportant des cellules épithéliales.

Dans les points où elle n'est pas doublée par le tissu tendineux, la couche amorphe qui appartient à la synoviale est en rapport avec du tissu cellulaire lâche qui est infiltré de sang. Cette couche amorphe est recouverte, en certains points, sur son autre face, de cellules épithéliales dont les noyaux sont gros, volumineux.

La couche amorphe, de même que la couche épithéliale, n'est cependant pas visible partout. Dans certaines parties, les éléments de la séreuse ne sont, en effet, plus reconnaissables, à cause des éléments du sang qui pénètrent ces deux couches.

Sur les coupes qui intéressent le tissu musculaire, l'aponévrose, cependant si mince, qui enveloppe les faisceaux musculaires, semble avoir suffi pour empêcher la pénétration du sang dans leur intérieur. Si, dans d'autres points, au niveau de la fracture, par exemple, les muscles sont infiltrés, c'est que là le tissu aponévrotique des faisceaux musculaires a été déchiré sous l'influence du traumatisme, ce qui a permis l'infiltration du sang dans le tissu musculaire même.

Enfin, la séreuse paraît être enflammée par places : l'inflammation se traduit par l'épaississement de la couche amorphe et l'apparition de cellules dans cette couche.

Cuisse droite. L'articulation du genou est tout à fait saine malgré les tiraillements auxquels elle a été soumise. Il n'y a pas d'hydarthrose. Ce fait est utile à noter en passant. Il montre que malgré des violences assez fortes exercées sur le genou, il ne s'était pas encore produit d'épanchement dans cette articulation au bout de vingt-deux heures ; ce qui tendrait à prouver que les épanchements survenant rapidement dans le genou après une fracture de cuisse doivent reconnaître une autre cause que l'entorse.

Exp. XX. — 16 novembre 1878. *Chien de forte taille.* — Anesthésie par le chloroforme. Fracture de la partie moyenne du fémur par écrasement à l'aide du mécanisme indiqué plus haut.

17 novembre. On tue l'animal par le chloroforme vingt-six heures après la fracture. Voici les résultats abrégés de cette autopsie qui ressemble beaucoup aux précédentes.

La peau de la cuisse est fortement ecchymosée.

Les tissus sous-cutanés, les muscles sont infiltrés de sang. L'infiltration, qui est très-abondante, arrive presque au cul-de-sac synovial du genou.

L'articulation, ouverte avec le plus grand soin, est remplie d'un liquide sanguin que son mélange avec la synovie rend filant. L'examen de ce liquide, fait au microscope, le montre riche en globules sanguins.

Les parois de la séreuse ne présentent pas la plus petite déchirure.

Le cul-de-sac sous-tricipital, vu par sa face interne, présente au voisinage de la rotule cartilagineuse une longue ecchymose qui l'encadre en quelque sorte et qui présente à peu près la même disposition que celle nous avons déjà décrite dans les expériences précédentes.

Exp. XXI. — 20 novembre 1868, 8 heures du matin. *Chien de moyenne taille.* — Anesthésie par le chloroforme. Fracture du fémur par le mécanisme que nous avons employé ordinairement.

21 novembre 3 heures du soir. L'autopsie a révélé à peu près les mêmes détails que nous avons déjà notés. Epanchement de sang plus abondant encore que d'ordinaire infiltrant toute l'épaisseur de la cuisse et remontant même jusque sur la paroi abdominale à un ou deux travers de doigt au-dessus du pli de l'aine.

Cet épanchement descend d'autre part jusqu'au genou. Le genou est rempli par un épanchement sanguin abondant, rendu filant par son mélange avec la synovie, et dans lequel on trouve des globules sanguins en grand nombre

Les parois de la séreuse ne présentent pas la moindre déchirure.

La face interne de la séreuse étant mise à découvert, on constate au-dessus de la rotule cartilagineuse l'ecchymose dont nous avons déjà parlé : mais elle diffère un peu de celle des expériences précédentes en ce qu'elle se prolonge en bas sur les bords de la rotule osseuse presque jusqu'à la partie inférieure de cet os.

J'ai consigné dans mes notes six autres expériences. Mais comme les résultats que j'ai obtenus ne diffèrent pour ainsi pas de ceux que je viens de rapporter, je crois inutile de les exposer en détail. Je me contenterai de dire que dans les six cas l'infiltration sanguine abondante, qui acompagne généralement les fractures du fémur, produites par le mécanisme dont je me suis servi, s'est étendue jusqu'au cul-de-sac sous-tricipital du genou, et a pénétré dans l'articulation en laissant comme traces de son passage des ecchymoses siégeant toujours dans le même point, c'est-à-dire au voisinage de la rotule cartilagineuse ; quelquefois sur les côtés de la rotule osseuse. — Le liquide épanché dans le genou s'est toujours montré riche en globules sanguins.

Des données si précises, des résultats si constants me faisaient entrevoir comme certaine la transsudation si discutée des liquides à travers les séreuses articulaires. Plein de confiance dans l'issue de mes recherches, je tentai de faire pour d'autres articulations ce que j'avais déjà fait pour l'articulation du genou. Je produisis des fractures par écrasement, ce mode d'expérimentation ayant le grand avantage de fournir, dans l'épanchement, sanguin un liquide physiologique, non irritant, ne désorganisant pas les tissus avec lesquels il est en contact, liquide qui est facile à reconnaître à cause de sa coloration propre et des éléments figurés qu'il contient.

J'ai expérimenté sur l'articulation tibio-tarsienne en fracturant par écrasement des tibias à la partie inférieure de la jambe. J'ai trouvé un épanchement sanguin abondant, infiltrant toute la jambe, descendant d'autre part au-dessous de l'articulation tibio-tarsienne. Toutes les parties molles péri-articulaires étaient infiltrées ; mais l'articulation ne contenait pas une seule goutte de sang, et la synovie n'y était pas plus abondante que dans l'articulation du côté opposé.

Cette expérience, répétée le lendemain dans les mêmes conditions sur un autre chien, m'a également montré l'absence de transsudation, dans l'articulation, à travers la séreuse intacte, du sang épanché à son voisinage.

Enfin j'ai renouvelé cette même expérience pour les articulations huméro-cubitale et radio-carpienne, et je suis arrivé comme pour l'articulation tibio-tarsienne à des résultats négatifs.

Mes excellents amis MM. les prosecteurs Schwartz et Henriet, à qui je fis part de ces résultats, expérimentaient en même temps sur les articulations du chien pour rechercher le mode de résorption des épanchements de sang dans les articulations. — Dans ce but, ils injectaient dans les différentes articulations de l'animal du sang maintenu fluide à l'aide du carbonate de soude. Or, voici ce qu'ils avaient observé. — Le sang injecté dans le genou avait transsudé en partie au dehors de l'articulation en traversant la séreuse intacte et laissant comme trace de son passage une ecchymose au niveau du cul-de-sac sous-tricipital de la séreuse, ecchymose qui s'étendait dans les tissus péri-articulaires.

Ils avaient injecté du sang dans l'articulation du poignet et ils n'avaient retrouvé ni l'ecchymose sur la séreuse, ni le sang en dehors d'elle ; en un mot, il n'y avait pas eu comme précédemment pour le genou, une transsudation du liquide de dedans en dehors, à travers la séreuse articulaire.

L'interprétation de faits aussi opposés devenait difficile. Alors étudiant de plus près l'articulation du genou qui seule m'avait fourni des résultats positifs et incontestables de transsudation à travers une séreuse articulaire intacte, j'arrivai à considérer la synoviale du genou comme possédant des propriétés spéciales.

Dans ce but, j'ai examiné la disposition de l'articulation

du genou aux diverses périodes de son développement. L'examen des deux genoux d'un fœtus de quatre mois, ne m'a rien appris que je doive noter.

J'ai examiné ensuite les genoux de cinq fœtus à terme. Je n'ai rencontré sur aucun d'eux une séreuse sous-tricipitale bien constituée. Mais, en pratiquant sur les genoux de ces jeunes sujets une coupe longitudinale intéressant à la fois les parties molles de la cuisse, la rotule, les condyles du fémur et du tibia de façon à diviser ces parties en deux moitiés, l'une interne, l'autre externe, on arrive à se convaincre aisément qu'il existe au-dessus de l'articulation et en rapport immédiat avec elle un espace celluleux cloisonné, dont les lamelles tendent déjà à se disposer sous forme de parois. Cet espace celluleux est destiné à devenir plus tard une cavité séreuse.

Si, en effet, on examine le genou des sujets plus âgés, à 6 ou 7 ans par exemple, on trouve au-dessus de l'articulation proprement dite une bourse séreuse bien constituée qui communique avec l'articulation par un orifice tantôt large ,tantôt plus étroit. Il est des cas même où la communication ne s'établit pas. J'ai sous les yeux trois genoux pris au hasard et appartenant à des enfants de 5 à 7 ans ; sur chacun d'eux je trouve deux cavités séreuses distinctes, séparées par une cloison dont la partie centrale est percée d'un orifice plus ou moins grand.

Le cul-de-sac sous-tricipital du genou a donc un mode de développement particulier analogue à celui des bourses muqueuses. On sait, en effet, que ces dernières se forment de toutes pièces au milieu d'un tissu cellulaire dont les lamelles devenant de plus en plus lâches, sous l'influence des frottements, finissent par se résorber en partie pour laisser à leur place une cavité close sur les parois de laquelle l'épithélium se dépose ultérieurement. Or, tel paraît être le mode de formation du cul-de-sac sous-tricipital du genou.

J'ai été ainsi amené à considérer le système séreux du genou comme composé de deux parties distinctes : l'une, inférieure, la plus importante, qui appartient à l'articulation proprement dite ; l'autre, supérieure, sus-articulaire, développée au-dessous du tendon du triceps. La première est doublée d'un surtout ligamenteux et fibreux très-résistant ; la seconde n'est supportée que par un tissu conjonctif lâche, lamelleux qui double son épithélium. Tandis que l'une est une véritable séreuse articulaire, l'autre est plutôt une bourse muqueuse, mise accidentellement en communication avec une articulation. La séreuse articulaire sert au glissement et au roulement des surfaces osseuses, elle est pourvue de franges synoviales ; la bourse sous-tricipitale dépourvue de franges synoviales est destinée à favoriser les déplacements du tendon du triceps et de la rotule, os sésamoïde développé dans l'épaisseur de ce tendon. On pourrait appeler cette dernière *bourse séreuse sous-tricipitale*, en réservant à la première le titre de *synoviale du genou.*

Cette disposition n'est pas d'ailleurs un fait spécial à l'articulation du genou. M. le professeur Sappey, parlant des prolongements des synoviales articulaires destinés à faciliter les glissements des tendons s'exprime de la façon suivante : « Le plus remarquable de tous est celui qu'on observe au-dessous du tendon du triceps fémoral. La plupart ne communiquent avec la séreuse articulaire que par une ouverture plus ou moins étroite, dernier vestige de leur indépendance primitive. Ces prolongements doivent être considérés, en effet, comme de véritables bourses séreuses qui étaient d'abord simplement accolées à l'articulation, et qui plus tard sont entrées en communication avec celle-ci. Elles appartiennent en réalité aux tendons et non aux séreuses articulaires, dont elles restent quelquefois complétement distinctes (1). »

Quoi qu'il en soit, l'existence d'une bourse muqueuse sous-tricipitale, d'abord indépendante et mise plus tard en communication, à une certaine période de son développement, avec l'articulation du genou, me paraît ainsi démontrée par l'anatomie. Certains faits pathologiques récemment publiés par M. Verneuil me paraissent prêter un appui à cette manière de voir.

L'éminent Professeur dans une note lue à l'Académie de médecine (octobre 1878) appelait l'attention sur une variété d'affection articulaire non décrite jusque-là et dont il avait réuni cinq exemples. Il s'agissait de la propagation à la synoviale du genou d'une inflammation superficielle née dans le réseau lymphatique sous-cutané.

Voici d'abord quatre de ces faits que je résume brièvement.

Observation I. — Homme de 50 ans, très-usé par les excès de tout genre, alité depuis trois semaines à la suite d'une lymphangite de la jambe, ayant succédé à une excoriation d'un des orteils. Formation de petits abcès superficiels et circonscrits sur le trajet des vaisseaux lymphatiques.

Deux abcès siégeaient à la face interne du genou offrant la forme et la dimension d'une grosse olive. M. Verneuil

(1) Sappey. Traité d'anatomie descriptive, t. I, p. 479 (2e édit.).

les ayant ponctionnés très-obliquement en fit sortir du pus phlegmoneux épais et bien lié.

Les jours suivants, le genou devint tout à coup le siége d'une douleur extrêmement violente et d'une tuméfaction considérable.

Le mal avait débuté précisément par la face interne de l'articulation au niveau des deux abcès ouverts une semaine auparavant, et dont les incisions n'étaient point encore cicatrisées. Le développement d'une arthrite purulente s'effectua avec une extrême rapidité et ne put être enrayé par aucun moyen.

Obs. II. — Jeune fille de 14 ans, frêle, délicate. Contusion du gros orteil ayant amené une lymphangite diffuse qui avait bientôt envahi tout le membre inférieur. Apparition de plusieurs petits abcès dont l'un était situé à la face interne du genou. Ce dernier ayant été ouvert, on constata dès le lendemain du gonflement et de la douleur dans l'articulation. Arthrite purulente et mort.

Obs. III. — Homme de 48 ans, maigre, débile, cachectique. Sphacèle du dos du pied ; lymphangite partie de ce point. Traînées rougeâtres très-larges à la face interne et antérieure de la jambe, au côté interne du genou et sur tout le trajet des vaisseaux fémoraux à la cuisse. A la face interne du genou un cordon lymphatique volumineux parut s'élargir, et donna lieu à un phlegmon mal circonscrit occupant toute la face interne de la jointure. Celle-ci resta d'abord indemne, mais deux jours plus tard, lorsque M. Verneuil se disposait à inciser le phlegmon sous-cutané, l'inflammation se propagea à son tour à la synoviale. Il crut d'abord à une simple hydarthrose de voisinage sans communication des deux foyers; mais lorsqu'il eut ouvert le plus superficiel il constata que le contenu de l'articulation, également formé par du pus, se vidait par l'incision cutanée. Le malade mourut quelques jours après.

Obs. V. — Homme de 60 ans. Entré dans le service de M. Verneuil pour une hydarthrose subaiguë du genou droit, datant de deux ou trois jours, et déterminant seulement un peu de douleur et de claudication. On trouve à la face dorsale d'un des orteils une écorchure recouverte d'une croûte, puis un gonflement œdémateux du bas de la jambe, avec deux ou trois points rouges, gonflés, douloureux au toucher et fluctuants; enfin *à la face interne du genou*, au *niveau de l'interligne articulaire, puis, au-dessus de l'extrémité supérieure de la rotule*, deux collections purulentes très-superficielles, très-fluctuantes, offrant les caractères types des abcès lymphatiques.

M. Verneuil reconnut immédiatement l'hydarthrose suite de lymphangite; cette dernière avait disparu, laissant seulement après elle les abcès circonscrits. Une dizaine de jours auparavant la jambe avait été silonnée par des traînées rougeâtres, que le malade décrivait très-exactement; le tout accompagné de malaise, fièvre, frissons, etc. On appliqua la teinture d'iode sur les deux collections périarticulaires. En huit jours environ celles-ci disparurent ainsi que l'hydarthrose.

M. Verneuil, dans les remarques dont il fait suivre cette communication, établit deux hypothèses pour expliquer la pathogénie de cette arthrite du genou consécutive à la lymphangite : ou bien l'inflammation se propagerait directement des lymphatiques à la synoviale, dans laquelle ils s'aboucheraient, ou bien il y aurait propagation indirecte par contiguïté.

Me basant sur les données anatomiques que j'ai exposées précédemment je me rattacherais plus volontiers à la seconde de ces hypothèses. J'ai montré que le cul-de-sac sous-tricipital du genou était une véritable bourse muqueuse mise accidentellement en communication avec une articulation. Or, de même que les bourses séreuses sous-cutanées sont souvent envahies par la suppuration à la suite de lymphangite passant dans leur voisinage, de même la bourse séreuse sous-tricipitale serait susceptible de s'enflammer jusqu'à la suppuration au contact d'une lymphangite passant au voisinage du genou. Et si cette propagation se fait, comme le prouvent les observations de M. Verneuil, à la face interne du genou, c'est parce que les lymphatiques qui se rendent de la jambe à la cuisse passent au côté interne de l'articulation. Si donc la lymphangite du membre inférieur est suivie, dans certains cas, d'arthrite du genou, c'est parce que le genou communique avec une bourse muqueuse qui s'est elle-même enflammée au voisinage d'une lymphangite. Je n'ai pu trouver aucun exemple d'autres articulations enflammées au voisinage d'une lymphangite; ce qui me confirme d'autant plus dans l'opinion que je cherche à soutenir que la bourse muqueuse du genou joue en pathologie, aussi bien qu'en physiologie, un rôle particulier.

M. Nicaise, dans la Revue mensuelle de médecine et de chirurgie, du mois de novembre dernier, publie l'observation fort intéressante d'un cas de lymphangite du membre inférieur qui s'est compliquée en même temps et d'une inammation suppurative de la bourse séreuse prérotulienne et d'un épanchement dans le genou dont « la *synoviale est,* « dit cet auteur, *tendue, surtout au niveau de son cul-de-* « *sac supérieur.* Les douleurs sont vives, les mouvements « impossibles, et la moindre pression sur l'articulation est « très-douloureuse. On distingue bien les symptômes qui « appartiennent à l'arthrite, de ceux qui dépendent de la « lymphangite péri-articulaire et de l'hygroma. »

Cette observation, qui est pour ainsi dire une expérience toute faite, prouve manifestement que le mécanisme de l'inflammation du genou est le même que celui de l'inflammation d'une bourse séreuse. La péri-lymphangite superficielle arrivée au contact de la bourse séreuse prérotulienne a provoqué son inflammation. La péri-lymphangite profonde arrivée au voisinage de la bourse séreuse sous-tricipitale l'a également enflammée. Dans les deux cas, la propagation s'est faite par l'intermédiaire des lamelles celluleuses qui sont pour les bourses séreuses des moyens de protection insuffisants.

Le phénomène de la transsudation des liquides à travers la bourse séreuse sous-tricipitale du genou me paraît maintenant suffisamment prouvé.

Mais les autres séreuses articulaires ne m'ont fourni que des résultats négatifs. Peut-être faudrait-il faire une exception pour l'articulation de l'épaule dont la synoviale est en communication avec une bourse séreuse volumineuse, la bourse séreuse du tendon du biceps qui place le système séreux de cette articulation dans les mêmes conditions que celui du genou. Hermann Wecker, dans les Archives d'anatomie et de physiologie de Dubois Reymond, 1878, a démontré que dans la série animale la bourse séreuse du tendon du biceps, d'abord tout à fait indépendante de la synoviale de l'épaule, arrive à se confondre avec elle chez les mammifères d'un ordre élevé. Peut-être aussi cette exception doit-elle s'étendre à l'articulation coxo-fémorale dans le cas où la bourse séreuse du psoas communique avec l'article. Mais pour les autres séreuses articulaires la transsudation ne se fait pas. Il est donc vraisemblable que lorsque une articulation présente un épanchement séreux ou séro-sanguin consécutif à une fracture du voisinage, cet épanchement reconnaît pour cause une lésion des parties constituantes de l'articulation elle-même.

Dans les fractures de jambe que j'ai produites par le mécanisme de l'écrasement, sur des chiens, je n'ai pas observé le moindre épanchement dans le genou.

Cette remarque me porte à penser que dans les cas où l'on a rencontré un épanchement du genou après une fracture de jambe, cet épanchement a été produit par une entorse de l'articulation.

§ II. *De la transsudation à travers les séreuses viscérales.*

Parmi les séreuses splanchniques, la plèvre est une de celles où l'on rencontre le plus souvent des épanchements hémorrhagiques. Nous n'avons pas à étudier d'une façon complète la nature et l'origine de ces épanchements ; ces questions ont été très-bien développées dans la thèse de notre collègue, M. Moutard-Martin (1), et nous n'en voulons dire ici que ce qui est strictement relatif à notre sujet.

Et d'abord, dans toute pleurésie, l'épanchement, quelle que soit sa transparence, renferme un certain nombre de

(1) Moutard-Martin. Etude sur les pleurésies hémorrhagiques. Thèse, Paris, 1878.

globules rouges du sang ; c'est ce qui ressort très-nettement des recherches histologiques de M. Dieulafoy (1). Pouvons-nous tirer de ce fait la conclusion que la plèvre se laisse traverser par les globules sanguins? Nullement. L'hyperémie plus ou moins intense qui précède et accompagne l'inflammation, la rupture possible de quelques capillaires dilatés à l'excès, la chute de l'épithélium, qui est un des phénomènes initiaux de la pleurésie, sont des raisons suffisantes pour expliquer la présence des hématies dans l'épanchement.

Quant aux faits dans lesquels on constate un liquide franchement hémorrhagique, le mécanisme de leur production paraît être aujourd'hui au-dessus de toute contestation ; ce qui se passe dans ces cas est analogue à ce que l'on observe dans la pachyméningite ou dans l'hématocèle vaginale : « il existe, suivant l'expression de M. Moutard-Martin, une véritable pachypleurite » ; et si l'on a peine à admettre que ce mécanisme soit applicable à tous les cas indistinctement, on reconnaîtra bien cependant que nous nous trouvons ici dans des conditions bien différentes de celles où nous nous sommes placé dès le début de notre travail, la séreuse ayant subi, par le fait de l'inflammation, des modifications de structure, d'où découlent fatalement des propriétés physiques nouvelles.

S'agit-il maintenant de ces épanchements hémorrhagiques auxquels Trousseau accordait une si grande importance dans le diagnostic du cancer du poumon et de la plèvre, et qui sont fréquents aussi dans la pleurésie tuberculeuse? C'est encore un mécanisme analogue que nous devons invoquer pour les expliquer, à savoir des ruptures

(1) Dieulafoy. Gazette hebdomadaire, nov. 1877.

vasculaires, des hémorrhagies dans le vrai sens du mot; que les vaisseaux rompus appartiennent à la plèvre, ou qu'ils se soient développés dans les dépôts néoplasiques, la chose importe peu, et le seul fait que nous voulons retenir est le suivant ; les éléments figurés du sang n'ont pas *traversé* la plèvre ; ils ont été versés directement dans la cavité séreuse à la suite d'une effraction.

Il est une lésion du poumon dans laquelle cette transsudation du sang à travers la séreuse serait bien facile à constater si elle avait lieu : c'est l'apoplexie pulmonaire. Assez souvent, en effet, de gros foyers hémoptoïques se produisent au sein du parenchyme et arrivent jusque sous la plèvre, qui, ordinairement, se laisse déchirer; « mais dans quelques circonstances le foyer sous-pleural a simplement décollé la plèvre dans une étendue plus ou moins considérable, et, lorsqu'on vient à piquer la séreuse soulevée par l'épanchement, il peut s'en échapper avec jet une quantité de sang variable (1). »

On le voit, nous nous trouvons ici dans des conditions égales en netteté, sinon supérieures à celles de l'expérience la plus rigoureuse. — Or, dans aucune des observations rapportées par M. Duguet nous n'avons vu qu'il fût fait mention d'un épanchement hémorrhagique ; souvent, il est vrai, la plèvre contient une certaine quantité de liquide; mais celui-ci est toujours le résultat d'une inflammation circonscrite de la séreuse : « d'une manière habituelle, quand l'infarctus est superficiel, on voit se développer assez rapidement une pleurésie partielle, limitée souvent à l'étendue du foyer ; c'est là une donnée extrêmement importante, principalement chez les vieillards, où la pleurésie

(1) Duguet. De l'apoplexie pulmonaire. Thèse d'agrég., 1872.

simple est si rare, et chez lesquels on n'observe guère que cette sorte de pleurésie symptomatique (1).»

Cependant, dans l'observation XVII de la thèse de M. R. Moutard-Martin (2) il s'agit d'un épanchement hémorrhagique de la plèvre consécutif à une apoplexie pulmonaire. Mais l'auteur de la thèse (et nous partageons complétement sa manière de voir) fait rentrer ce cas dans le groupe des pleurésies hémorrhagiques ; le sang mêlé à l'épanchement provenait sans nul doute des vaisseaux des néomembranes ; car, à la relation de l'autopsie, on trouve : «fausses membranes nombreuses, aréolaires, avec de petits points hémorrhagiques tapissant les deux feuillets de la plèvre ». Le même sujet présentait d'ailleurs une péricardite également hémorrhagique, de sorte qu'il nous paraît difficile d'admettre que le liquide sanguinolent de la plèvre résultât d'une transsudation de l'infarctus hémoptoïque du poumon.

L'étude des maladies du péricarde, de celles du péritoine, ne nous fournit pas davantage la démonstration du passage à travers les séreuses splanchniques des éléments figurés du sang. On trouve bien des hématies en nombre considérable dans l'épanchement de la péritonite cancéreuse ; on en trouve probablement aussi, en moindre quantité, dans le liquide de la péritonite aiguë ; mais leur présence dans le péritoine s'explique suffisamment, comme nous l'avons vu pour la pleurésie, soit par l'ulcération des vaisseaux sous-séreux, soit par la rupture spontanée des vaisseaux de nouvelle formation qui se développent en si grande quantité dans les néomembranes, et il n'est pas utile, ni même possible d'invoquer un passage ou une infiltration qui, dans l'espèce, seraient incompréhensibles.

(1) Duguet. Loc. cit.
(2) R. Moutard-Martin. Loc. cit., p. 111.

Certains faits semblent prouver que les membranes séreuses dans la cavité desquelles siége un épanchement liquide peuvent se laisser traverser par quelques-unes des parties constituantes de cet épanchement ; c'est peut-être par une transsudation véritable de la sérosité du pus que peut s'expliquer l'œdème circonscrit de la paroi thoracique que l'on observe assez souvent dans la pleurésie purulente.

Les épanchements sanguins consécutifs aux plaies pénétrantes de poitrine s'accompagnent quelquefois d'une ecchymose qui apparaît au bout d'un certain temps dans la région lombaire : c'est l'ecchymose de Valentin. « Elle se forme, dit Marjolin (1), plusieurs jours après la blessure, vers l'angle des fausses côtes, et s'étend vers le muscle carré des lombes ; sa couleur est d'un violet foncé ; elle est due à la transsudation de la partie la plus fluide du sang qui traverse la plèvre dans le point le plus déclive de la poitrine, et s'infiltre dans les parties molles et sous la peau. »

Ainsi le signe de Valentin, ecchymose lombaire dans les épanchements sanguins de la plèvre, de même que l'ecchymose du triangle de Scarpa dans les épanchements sanguins de l'abdomen pourraient être prises pour des expériences toutes faites tendant à prouver que le sang déposé dans la cavité d'une séreuse splanchnique est susceptible de transsuder à travers sa paroi, mais il convient d'ajouter que ces ecchymoses, qui à la vérité sont très-rares, peuvent être considérées, d'après l'opinion la plus généralement admise aujourd'hui, comme étant la conséquence de déchirures vasculaires extra-séreuses.

D'ailleurs, parmi les faits pathologiques que je viens

(1) Marjolin, Dict. en 30 vol. Art. Plaies de poitrine.

de rapporter, un certain nombre semblent prouver que les séreuses splanchniques ne se laissent pas traverser par les liquides. Mais il faut reconnaître qu'il y manque une condition qui est cependant fondamentale pour l'accomplissement du phénomène de la transsudation, la *pression.*

Pour la transsudation à travers la séreuse sous-tricipitale du genou, la pression est exercée par le muscle triceps et elle est considérable. Dans les épanchements sanguins sous-pleuraux, par exemple, qu'on rencontre dans l'apoplexie pulmonaire, le foyer apoplectique ne subit d'autre pression que celle de la colonne d'air intérieure qui parcourt les bronches et les vésicules pulmonaires du voisinage. Or, quelle différence entre cette pression élastique et la pression produite par la contraction d'un muscle, comme le triceps ! Tandis que la première peut se trouver insuffisante, la seconde est au contraire assez forte pour faciliter le passage du liquide.

Liebig, dans les Annnales de physique et de chimie de 1849, a déterminé le degré de pression qui est nécessaire pour faire transsuder les divers liquides à travers les membranes organiques. Dans une de ses expériences, il s'est servi d'une portion de péritoine de 11 centimètres d'épaisseur et il est arrivé aux conclusions suivantes :

L'eau transsude à travers le péritoine sous une pression de	0^m,216 à 0^m,270	de mercure,
Une solution saline.	0^m,324 à 0^m,433	—
L'huile.	0^m,595 à 0^m,649	—
L'alcool.	0^m,974 à 1^m,082	—

Ces expériences, faites en dehors du domaine de la vie, sont, il est vrai, des expériences physiques ; mais elles prouvent du moins que la pression est une condition parfois nécessaire à la filtration des liquides à travers les membranes organiques.

Le passage du liquide à travers les séreuses splanchniques nous paraissant donc possible mais non pas démontré, à en juger par les faits pathologiques que nous avons rapportés, nous avons cru néanmoins opportun de résumer les travaux nombreux parus dans ces dernières années sur l'existence à la face interne des séreuses de stomates ou bouches absorbantes établissant une libre communication entre ces cavités et les vaisseaux lymphatiques.

L'idée première de cette communication appartient à Bichat (1). Déjà il avait entrevu et le rapprochement des séreuses avec le tissu cellulaire et les bouches absorbantes; il connaissait également l'absorption des liquides colorés par les lymphatiques; néanmoins l'hypothèse si féconde de Bichat fut momentanément abandonnée après les recherches de Mascagni, Panizza et Cruveilhier, tendant à prouver que dans tous les organes pourvus de lymphatiques les vaisseaux de cette nature partent de réseaux fermés (2). Il ne fut plus question des pores absorbants jusqu'aux recherches de Rechlinghausen (3) sur l'absorption des particules solides par les voies lymphatiques. Expérimentant sur le centre phrénique, cet histologiste observa que sa face péritonéale arrosée de quelques gouttes de lait dilué avec de l'eau sucrée en absorbait rapidement et que les vaisseaux lymphatiques de la région se remplissaient de globules de lait.

(1) Bichat. Traité des membranes.

(2) Robin. Art. lymphatiques, Dict. encyclop.

(3) Recklinghausen. Das Lymphgefæss System, Steicker's Handbuch, p. 222.

Il était dès lors très-naturel de supposer que ces canaux possèdent des ouvertures sur la face péritonéale du diaphragme ; la constatation anatomique de ces ouvertures est due à Ludwig et à Schweiger-Seidel (1). Après avoir injecté avec du bleu de Prusse le centre phrénique d'un lapin en versant une solution de cette matière dans la concavité péritonéale du diaphragme, les mouvements d'abaissement et d'élévation de ce muscle étant produits par la respiration artificielle, ces histologistes purent distinguer sur la face péritoniale des fibres blanches rayonnées limitant des fentes colorées en bleu, sur la face pleurale au contraire un véritable réseau coloré de la même façon ; en faisant varier la durée de l'expérience, ils purent constater que les fentes rayonnées se remplissaient avant les vaisseaux lymphatiques du côté pleural.

M. Ranvier (2) a répété cette expérience qui montre clairement « qu'entre les fibres radiées il existe des conduits lymphatiques en forme de fentes, communiquant d'une part avec la cavité péritonéale et de l'autre avec les vaisseaux lymphatiques sous-pleuraux. » Le même histologiste, traitant le centre phénique par l'acide osmique et l'imprégnation d'argent, a pu étudier plus complétement la conformation des bouches absorbantes ; il résume ainsi les notions acquises sur ce point :

« Il y a sur la face péritonéale du centre phrénique des orifices bouchés par des cellules molles d'une autre forme que les cellules endothéliales et arrangées d'une autre

(1) Ludwig et Schweigger-Seidel. Arbeiten aus der physiologischen Anstalt zu Leipzig mitgetheilt durch C. Ludwig. Leipzig, 1867, t. I, p. 174.

(2) Ranvier. Traité technique d'histologie, p. 392 et suiv.

façon. Ces cellules sont des cellules lymphathiques. Elles se trouvent disposées à l'orifice de canaux ou de puits dont la paroi est elle-même garnie d'une rangée de cellules semblables. Les puits du centre phrénique établissent une communication directe entre la cavité péritonéale et les fentes lymphatiques. Ces dernières communiquent, comme l'injection en bleu de Prusse nous l'a démontré, avec le réseau lymphatique sous-pleural. Pour expliquer la pénétration du bleu de Prusse, il est tout à fait inutile d'invoquer l'existence de stomates intercellulaires. Les petites cellules lymphatiques qui occupent les orifices des puits ne les ferment pas d'une manière complète. Elles sont faciles à déplacer et peuvent même pénétrer dans les voies lymphathiques ou tomber dans la cavité péritonéale pour laisser complétement libre l'orifice lymphatique. »

Le retour à la théorie des bouches absorbantes a été vivement combattu en France par M. le professeur Robin, en Allemagne par His.

« Beaucoup d'auteurs, dit M. Robin (1), n'ont pn trouver non plus que moi, l'existence de ces stomates qui se correspondraient exactement au même niveau, entre l'épithélium du lymphatique d'une part et celui de la séreuse d'autre part, séreuse dont les cellules épithéliales sont bien différentes de celles des conduits précédents. Comme pour toutes les vues qui ne reposent que sur une exagération de dispositions anatomiques mal interprétées ou n'existant même pas, cette idée de la prétendue communication directe des lymphatiques avec les cavités séreuses a été poussée à ce point que quelques auteurs n'ont pas craint d'écrire que les séreuses ne sont que des cavités

(1) Robin. Loc. cit.

lymphatiques arrivées au maximum de leur développement. Mais, indépendamment de ce que cette supposition a de contraire aux données fournies par la comparaison de l'épithélium d'une part de la membrane propre des séreuses, de l'autre aux parties correspondantes des lymphatiques, l'étude de l'évolution embryogénique de ces deux ordres de parties la contredit formellement, etc. »

His explique la pénétration des particules solides dans les lymphatiques par le ramollissement dans le moment de cette pénétration de la substance interposée aux cellules épithéliales. D'autre part, Hermann et Tourneux (1) considèrent les petites cellules qui remplissent les puits lymphatiques de M. Ranvier comme des centres de formation épithéliale siégeant plus particulièrement dans les fentes intertendieuses. Pour ces auteurs, l'épithélium de la dépression est partout continu et celui du lymphatique sous-jacent ne présente aucune solution de continuité ; les prétendus stomates seraient dus à des vices de préparation (2).

Quoi qu'il en soit, l'idée de Bichat, malgré les vives protestations de quelques histologistes, paraît devenir l'opinion générale. M. Farabeuf, dans sa thèse d'agrégation sur le système séreux, après un exposé complet de la question, s'exprime en ces termes (3):

« Quels que soient les stomates et l'importance de leur rôle, nous devons, si nous voulons suivre la majorité, revenir à l'opinion de Bichat. Il faut avouer que l'étude de la circulation et du tissu conjonctif dans la série animale plaide singulièrement en faveur de cette opinion, etc. »

(1) Journal de l'anatomie et de la physiologie, 1876.

(2) Cadiat. Leçon d'anatomie générale, 1877-78.

(3) Farabeuf. Le système séreux. Thèse agrég., 1876.

Après le péritoine, d'autres séreuses ont été soumises à l'investigation des histologistes, au point de vue de la communication de ces cavités avec les lymphatiques. Dybkowsky a décrit sur la plèvre intercostale de véritables orifices intercellulaires faisant communiquer les lymphatiques sous-épithéliaux avec la cavité pleurale. La plêvre pulmonaire serait également pourvue, d'après Klein, de bouches absorbantes. Nous ne pouvons du reste résumer complétement cette importante question qui ne touche qu'indirectement au sujet de notre travail. Nous devons néanmoins rappeler encore, et ceci nous intéresse de plus près, les recherches de Hüter sur les synoviales articulaires. Pour cet auteur, les cellules plates qui existent sur la face interne des synoviales appartiendraient au tissu conjonctif qui constitue la trame de ces séreuses, en sorte qu'il y aurait libre communication entre les cavités articulaires, le tissu cellulaire périarticulaire et le système lymphatique, si l'hypothèse de M. Ranvier est vraie. Reyker (1) nie également l'épithélium des articulations, se fondant sur le développement histologique qui montre que primitivement tout se ressemble, capsule et cartilage : jamais, pour cet auteur, aucun élément épithélial ne se montre sur leurs surfaces (apparence épithélioïde sans épithélium vrai).

Tillmanns (2), dans un travail très-complet sur l'histologie des articulations, explique les divergences d'opinion qui se sont produites sur la présence d'un endothélium particulier à la surface interne des capsules synoviales par la diversité des méthodes employées. Chez l'homme comme

(1) Regher. Journal of anat. and physiol., 1874. (R. Hayem, 1875; t. V, p. 16.)

(2) H. Tillmanns. Beitræge zur Histologie der Gelenke, 1875. (R. Hayem, 1875, t. V, p. 402.)

chez les animaux, la surface interne de la capsule synoviale est recouverte d'une pellicule endothéliale continue et isolable, ainsi que toutes les membranes séreuses ; l'opinion contraire défendue par Hüter ne peut être acceptée. *La surface interne du tendon du triceps est pour l'articulation du genou la seule région de la capsule articulaire qui soit quelquefois entièrement dépourvue d'endothélium.* Dans cette même étude, Tillmanns dit qu'il n'a pu constater le trajet ni même l'existence des lymphatiques. Des globules de cinabre ou de lait injectés dans l'articulation d'un chien ont été retrouvés vingt-quatre heures après à l'état de liberté, ou enfermés dans les cellules des glandesi nguinales. Mais on n'a pu observer le trajet parcouru. Enfin l'auteur ne se prononce pas encore sur les stomates que Hüter admet, par analogie avec les autres séreuses.

Des recherches ultérieures ont permis à Tillmanns (1) de constater l'existence d'un réseau lymphatique très-abondant dans les synoviales articulaires chez le cheval et le bœuf. Mais il n'a pu découvrir de stomates ou d'ouvertures directes des vaisseaux lymphatiques à la surface de la synoviale. Il a essayé par divers procédés d'injecter ces vaisseaux par l'intérieur de l'articulation ; il n'*est jamais arrivé qu'à produire une diffusion irrégulière de la matière injectée dans le tissu périarticulaire ;* dans quelques cas, il a trouvé les lymphatiques du tissu cellulaire intermusculaire remplis, mais jamais l'injection n'a pénétré dans les lymphatiques articulaires.

En résumé, les séreuses synoviales seraient dépourvues de bouches absorbantes. Mais, et c'est là un fait qui mé-

(1) Tillmanns. Untersuchungen über die Lymphgefæsse der Gelenke (Centralbl. f. Chirurgie, nº 51, 1875). R. Hayem, VIII, p. 19.

rite d'être signalé, l'endothélium de la synoviale du genou n'existerait pas sur la face interne du tendon du triceps. C'est également l'opinion de Colomiatti (1) qui, dans ses recherches sur la portion capsulaire du tendon du triceps, est arrivé à cette conclusion que la structure de sa couche superficielle, celle qui chez le vivant est baignée par la synovie, est celle d'un vrai cartilage, et n'est nullement revêtue par la synoviale de l'articulation.

J'ai étudié, avec M. Ch. Rémy, l'épithélium de la séreuse sous-tricipitale chez le chien, à l'aide de l'imprégnation d'argent; or, cet épithélium nous a paru former une couche continue ne présentant aucune interruption. Je dois ajouter que nous avons fait cet examen aussitôt après avoir sacrifié l'animal. C'est, en effet, une condition indispensable, quand on veut avoir un épithélium intact, que de l'examiner aussitôt après la mort, à cause de la rapidité avec laquelle se fait alors la desquamation de ces cellules. C'est peut-être parce qu'on n'a pas observé toujours cette règle que des opinions si divergentes se sont produites concernant la structure de la séreuse sous-tricipitale du genou, et que quelques auteurs ont pu considérer certains points, ou même toute la surface de cette membrane, comme étant dépourvue de cellules épithéliales.

L'épithélium existe donc réellement à la surface interne de la séreuse sous-tricipitale; mais il n'y forme qu'une seule couche : il se distingue par là de celui des synoviales articulaires qui est, au contraire, stratifié. « Quant aux synoviales articulaires, dit M. Farabeuf (2), on sait à quelles

(1) Colomiatti. Contribution à l'étude des articulations. (Journal de l'Académie de médecine de Turin, janvier 1876. Revue d'Hayem, t. VIII, p. 18.)

(2) Farabeuf. Th, agrég., 1876. Le système séreux ou loc. cit

discussions elles ont donné lieu depuis le travail de Hüter ; elles méritent de nous arrêter un instant. Tillmanns vient de publier sur ce sujet un travail très-important, d'après lequel il y a à la face interne des synoviales articulaires un endothélium continu présentant plusieurs couches, stratification déjà indiquée par Kolliker ; çà et là, cependant, il n'y aurait qu'une seule couche de cellules. Sappey aurait donc avec raison attribué à un épithélium stratifié l'opacité qui le gêna si souvent dans ses recherches sur les nerfs des capsules articulaires. D'après Tillmanns, les couches superficielles de l'épithélium synovial seraient altérées dans leur structure et destinées à disparaître bientôt pour verser dans l'articulation la graisse et la mucine qu'elles contiennent. L'épithélium des séreuses articulaires diffère donc notablement de l'endothélium simple des grandes séreuses par la grandeur, l'épaisseur et la superposition de ses éléments. »

Il y a donc lieu d'établir une distinction entre la bourse séreuse sous-tricipitale et les séreuses articulaires proprement dites : la première est recouverte à sa surface d'un endothélium simple, les secondes sont pourvues d'un épithélium stratifié. Peut-être faut-il voir dans cette disposition particulière une cause des différences que nous avons trouvées dans nos expériences, au point de vue de la transsudation, entre le genou et les autres articulations, la bourse séreuse sous-tricipitale du genou se laissant traverser par les liquides, tandis que les séreuses articulaires en général opposent à cette transsudation un obstacle absolu.

Si je ne craignais de trop m'aventurer sur le terrain des hypothèses, je tenterais volontiers d'établir un rapprochement entre la séreuse sous-tricipitale du genou et les séreuses viscérales, ces dernières ayant, comme la première, une seule couche d'endothélium à leur surface. Je ne serais pas loin non plus de penser que si la transsudation des liquides peut se faire dans certaines conditions à travers les grandes séreuses, comme tendraient à le prouver l'ecchymose lombaire de Valentin dans les épanchements sanguins de la plèvre et l'ecchymose du triangle de Scarpa dans les épanchements sanguins du péritoine (ecchymoses dont l'interprétation primitive est cependant très-contestée aujourd'hui), cette propriété est due en partie à l'absence de stratification de leur couche épithéliale.

RÉSUME.

Il me semble utile de résumer en peu de mots les résultats des recherches que j'ai faites dans le but d'apporter quelques éclaircissements à la question, si discutée en ce moment, de la transsudation des liquides à travers les membranes séreuses.

Les lois physiques de l'imbibition, de l'osmose et de la diffusion des liquides sont applicables aux membranes séreuses, articulaires ou viscérales, prises en dehors des conditions de la vie.

Pour ce qui concerne la transsudation des liquides à travers les membranes séreuses *vivantes*, le phénomène s'accomplit d'une façon incontestable à travers le cul-de-sac sous-tricipital du genou ; mais il ne se produit pas à travers les autres séreuses articulaires, en général. La raison de cette différence me paraît être dans la structure particulière de cette portion de la séreuse du genou et dans son mode de développement, qui m'a permis de la considérer comme une véritable bourse muqueuse mise accidentellement en communication avec une grande articulation.

Quant aux séreuses viscérales, certains faits pathologiques semblent montrer que la transsudation du sang peut s'accompir dans quelques cas à travers la plèvre et à travers le péritoine. Mais mes expériences ne sont pas encore assez concluantes sur ce point pour me permettre de résoudre dès maintenant la question physiologiquement.

Paris. — A. [illegible]ENT, imprimeur de la Faculté de Médecine, rue M.-le-Prince, 29-31

www.ingramcontent.com/pod-product-compliance
Ingram Content Group UK Ltd.
Pitfield, Milton Keynes, MK11 3LW, UK
UKHW021007200726
13857UKWH00004B/1331